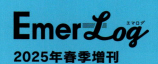

2025年春季増刊

サッと読めてパッと動ける！

救急外来・ERの重要疾患スピードマスター

ダウンロードできる！
緊急性＆疾患頻度の主訴別疾患マップつき

Speed Check！
- ☑ 疾患を疑うポイント
- ☑ 疾患の機序
- ☑ 検査
- ☑ 初療
- ☑ 実際の動き方

［編著］
舩越　拓
東京ベイ・浦安市川医療センター
救命救急センター センター長

MCメディカ出版

はじめに

　救急外来の最低限の役割は、緊急性のある疾患を診断・除外することです。極論を言えば、症状が弱く、緊急の介入がなくても命にかかわらない疾患を正確に診断することは救急外来では重要視されません。それが一般外来や入院患者の診療と大きく異なる点ですが、経験の浅い看護師はその思考過程の違いに戸惑うかもしれません。

　そこで本書では、救急外来で遭遇する代表的な症候に対して（頻度は低くても）考慮すべき緊急性の高い疾患と、頻度が高いためしっかりと診断できる必要がある疾患を紹介することとしました。それに加えて、「緊急性はないので様子をみましょう」とされてしまいがちですが、知っておくと救急外来の診療を一段レベルアップしてくれるかもしれない疾患についても扱っています。すべての患者の診療にあたり共通して重要なことは、意識レベルを含めたバイタルサイン、病歴と身体所見です。そのどこに注目すべきかを各項で学んでください。

　症状をやわらげることと正確な診断は、救急外来の質を担保する重要な両輪です。本書が症状に苦しむ救急外来受診患者にとって助けになることを祈っております。

舩越　拓
東京ベイ・浦安市川医療センター
救命救急センター センター長

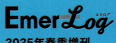
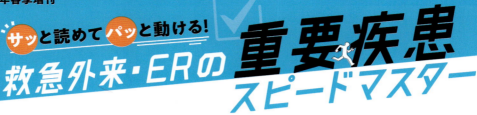

CONTENTS

| 3 | はじめに |
| 6 | 執筆者一覧 |

1章　頭痛

8	〔Dr.舩越 Presents〕主訴別にチェック！救急外来のよくある疾患＆見逃したらヤバイ疾患一覧図　**頭痛から疑われる疾患**
10	1	脳出血
16	2	細菌性髄膜炎
22	3	片頭痛
27	4	群発頭痛とSUNCT
32	5	忘れられがちな筋骨格系由来の頭痛〜帯状疱疹、後頭神経痛、頸椎症を中心に〜

2章　呼吸困難

38	〔Dr.舩越 Presents〕主訴別にチェック！救急外来のよくある疾患＆見逃したらヤバイ疾患一覧図　**呼吸困難から疑われる疾患**
40	1	COPD・喘息
47	2	心不全
53	3	肺炎
59	4	気胸
65	5	息苦しさはどこから来るのか？〜頻回受診者の呼吸苦について〜

3章　胸痛

70	〔Dr.舩越 Presents〕主訴別にチェック！救急外来のよくある疾患＆見逃したらヤバイ疾患一覧図　**胸痛から疑われる疾患**
72	1	急性冠症候群（ACS）
78	2	大動脈解離
85	3	食道破裂

91	4	肺塞栓
98	5	致死的な疾患ではない胸痛は救急外来受診後どうなるのか？

4章　腹痛

106	ダウンロード	〔Dr. 舩越Presents〕主訴別にチェック！救急外来のよくある疾患＆見逃したらヤバイ疾患一覧図 腹痛から疑われる疾患
108	1	消化性潰瘍
114	2	胆嚢炎・胆管炎
119	3	虫垂炎
125	4	腸閉塞
130	5	急性膵炎
138	6	腹部大動脈瘤破裂
143	7	腸間膜動脈閉塞症
148	8	原因のはっきりしない腹痛の鑑別 〜原因不明で自然とよくなる腹痛の自然史やACNES、血管性浮腫など〜

5章　めまい

154	ダウンロード	〔Dr. 舩越Presents〕主訴別にチェック！救急外来のよくある疾患＆見逃したらヤバイ疾患一覧図 めまいから疑われる疾患
156	1	脳梗塞
163	2	良性発作性頭位めまい症（BPPV）
168	3	前庭障害〜ゴミ箱診断せずに総合判断〜
173	4	慢性のめまい〜PPPDを中心に〜

**緊急性をスピードチェック！
季節でよく出合う
マイナーエマージェンシー**

36	春	虫刺され
68	夏	熱中症
103	秋	アニサキス
152	冬	一酸化炭素中毒
177	春夏秋冬	鼻出血

178　索引
183　資料ダウンロード方法

 このマークのあるページはダウンロードすることができます。個人学習や後輩指導、勉強会用の資料としてご活用ください。

表紙・本文デザイン／HON DESIGN（小守いつみ）　　本文イラスト／福井典子

執筆者一覧

編著／1~5章総論	舩越 拓	東京ベイ・浦安市川医療センター 救命救急センター センター長

章	節	氏名	所属
1章	1	追塩雅人	東京都立墨東病院 救命救急センター
	2	織田錬太郎	東京都立多摩総合医療センター 感染症内科
	3	高橋盛仁	塩田病院 総合診療科
	4	青木信也	塩田病院 総合診療科 部長
		曽我井大地	さんむ医療センター 総合診療科 医長
	5	上原孝紀	千葉大学大学院医学研究院 診断推論学・医学部附属病院 総合診療科
2章	1	植島 翔	名古屋掖済会病院 救急科
		後藤 縁	名古屋掖済会病院 救急科 部長
	2	仁平敬士	湘南鎌倉総合病院 救急総合診療科
	3	山下純平	大阪赤十字病院 救急科
		東 秀律	大阪赤十字病院 救急科 副部長
	4	江花弘基	東京都立墨東病院 呼吸器外科
	5	小林海里	近森病院 救急科
		竹内慎哉	高知大学医学部 災害・救急医療学講座
3章	1	出田健人	神戸市立医療センター中央市民病院 救命救急センター
		有吉孝一	神戸市立医療センター中央市民病院 救命救急センター長
	2	石垣佳織	千葉市立海浜病院 救急科
		本間洋輔	千葉市立海浜病院 救急科 統括部長
	3	瀬良 聡	広島市立広島市民病院 救急科
	4	福山唯太	日本医科大学千葉北総病院 救命救急センター
		飯尾純一郎	熊本赤十字病院 集中治療科
	5	茂野綾美	JCHO中京病院 救急科
4章	1	佐々並三紗	埼玉県立小児医療センター 小児救命救急センター／集中治療科
	2	大野裕文	帝京大学医学部附属病院 外科
	3	本多英喜	横須賀市立総合医療センター 救急総合診療部 部長／救命救急センター長
	4	窪田忠夫	沖縄県立中部病院 外科
	5	岩田耕生	東京品川病院 救急科
	6	川口剛史	聖マリアンナ医科大学 救急医学
	7	川内健太郎	札幌東徳洲会病院 画像・IVRセンター
		小林謙太	札幌東徳洲会病院 看護部 救急外来 救急看護認定看護師
		松田律史	札幌東徳洲会病院 救急集中治療センター兼画像・IVRセンター 部長
	8	薬師寺泰匡	薬師寺慈恵病院 院長
5章	1	北井勇也	練馬光が丘病院 総合救急診療科 救急部門 副部長
	2	坂本 壮	総合病院国保旭中央病院 救急救命科 医長
	3	柴﨑俊一	ひたちなか総合病院 総合内科
	4	石塚晃介	横浜市立大学附属市民総合医療センター 総合診療科 部長代理

マイナーエマージェンシー 春	瀬田宏哉	ロコクリニック中目黒
マイナーエマージェンシー 夏	神田 潤	日本医科大学武蔵小杉病院 救命救急科 講師
マイナーエマージェンシー 秋	高瀬啓至	仙台市立病院 救急科 医長
マイナーエマージェンシー 冬	入江 仁	国立病院機構弘前総合医療センター 救急科
マイナーエマージェンシー 春夏秋冬	吉岡大輔	飯塚病院 救急科
	片桐 欧	飯塚病院 救急科 医長

1章

頭痛

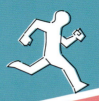

Dr.舩越 Presents

主訴別にチェック！
救急外来のよくある疾患 & 見逃したらヤバイ疾患 一覧図

主訴 頭痛から疑われる疾患

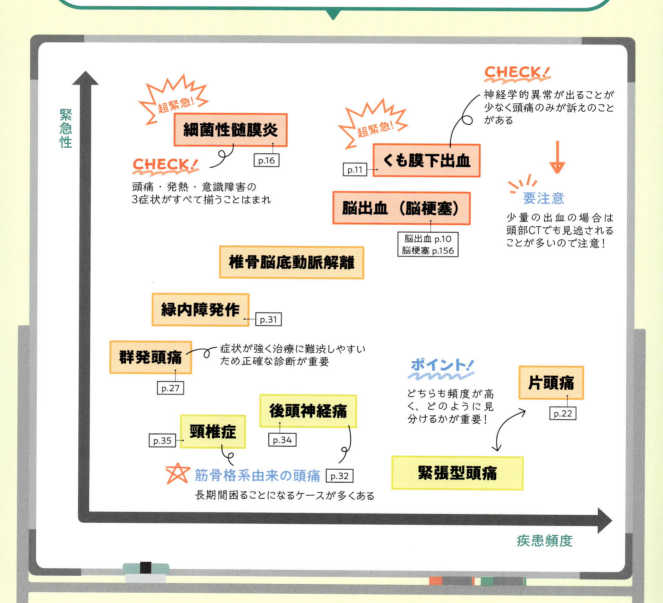

脳卒中と細菌性髄膜炎は必ず考慮する

　頭痛を訴える患者が来院した際に必ず考慮すべき疾患は脳卒中と細菌性髄膜炎です。両者とも迅速な診断と治療介入がなければ神経学的後遺症を残すため、見逃せない疾患といえるでしょう。

☑ 脳卒中

　脳出血で麻痺や意識障害があれば頭部CTを撮ることを迷うことはないかもしれませんが、**くも膜下出血**は神経学的異常が出ることが少なく、訴えが頭痛のみであることがしばしばあります。頭部CTを撮ったとしても少量の出血では見逃されることも多く、いかに事前確率を高く見積もれるか（検査の前に強く疑うことができるか）が重要です。

☑ 細菌性髄膜炎

　細菌性髄膜炎は頭痛に加えて発熱、意識障害が3徴とされますが、3つの症状がすべて揃うことはまれです。画像検査では異常が確認できないため、どのような患者に腰椎穿刺を行うのかが診断のカギとなります。

☑ 片頭痛

　一次性頭痛のなかでも頻度が高い疾患として片頭痛があります。片頭痛の診断はそれほど簡単ではなく、「片頭痛持ち」という患者の言葉もしばしば当てになりません。「片側」「拍動性」が片頭痛の特徴とされますが、いずれも診断特性が低い（あまり特徴的ではない）とされています。同じく頻度の高い**緊張型頭痛**とどのように区別するのかを知ることは非常に重要です。

☑ 群発頭痛

　群発頭痛は頻度としては低いものの、症状が強く治療に難渋するため、正確に診断してかかりつけ医につなぐことが重要となります。ぜひ知っておくとよいでしょう。

☑ 筋骨格系由来の頭痛

　筋骨格系由来の頭痛は、頻度が高い一方で症状はそれほど強くないため、原因が不明のまま長期間困るケースが多くあります。患者のドクターショッピングを止められるかは、救急外来での診療の質にかかっています。適切に疑えるようにしておきましょう。

（舩越 拓）

1 脳出血

疾患を疑うポイントをチェック！

頭蓋内出血の場合には、脳のどの部分からの出血かによって症状が異なってくる。大きく分けて脳実質の出血であるのか、くも膜下出血であるのかで症状が変わる。ここでは「脳出血＝脳実質の出血（被殻出血、視床出血など）」と「くも膜下出血」の2つに分けて解説する。また、外傷性の頭蓋内出血は少し考え方が変わってくるのでここでは割愛する。

☑ 脳出血を疑う症状 図1

被殻出血：対側の麻痺や感覚障害など。
視床出血：意識障害や感覚障害。被殻や内包後脚に血腫が広がっていれば対側の麻痺も出現。
皮質下出血：出血部位や出血量によって変わる（麻痺や感覚障害、失語や失認などさまざま）。
小脳出血：めまいやふらつき、嘔吐など。
脳幹出血：高度の意識障害や痙攣、麻痺など。

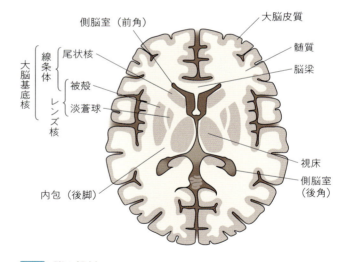

図1 脳の解剖

1章　頭痛

☑ くも膜下出血を疑う症状

　突然の頭痛、意識障害、痙攣などで発症する。脳実質へ出血が及ばない限り、麻痺などは呈さない点が脳出血とは異なるポイントである。くも膜下出血は、意識障害で重症度が大まかに分かれており、最重症の場合には心停止に至ることもある。

☑ その他

　脳出血を疑う症状としては前述した通りであるが、脳出血と脳梗塞とは症状が類似しており、実臨床においては脳出血と脳梗塞を病歴や身体所見から明確に鑑別することは難しい。また、頻度は高くないが、視野障害や異常行動、会話がかみ合わないなどの症状で来院して脳出血が判明することもある。

> **まとめ**

　意識障害や麻痺、感覚障害、痙攣、頭痛、めまいから脳出血を疑うことになるが、疑うこと自体は難しくない。さらに脳出血らしさとしては、突然発症である場合や血圧高値、瞳孔異常を伴っている場合などがある。
　一方で、意識障害や麻痺がないから脳出血ではないとはいえない。意識障害や麻痺が出現するかは出血部位や出血量次第になる。最重症の場合には、脳出血、くも膜下出血、いずれの場合にも頭蓋内圧亢進によって高度の意識障害や瞳孔異常が出現してくることになる。

疾患の機序これだけチェック！

ここでも脳出血とくも膜下出血の2つに分けて解説する。

○ **脳出血**
　多くは高血圧による微小血管の破綻、出血が脳出血の病態である。高血圧がリスクとなる。そのほかには脳腫瘍や血管奇形（脳動静脈奇形、硬膜動静脈瘻、海綿状血管腫、静脈性血管腫など）、脳アミロイド血管症などが原因になる。

○ **くも膜下出血**
　ほとんどが脳動脈瘤の破裂である。破裂して初めて脳動脈瘤の存在に気づくこともあれば、人間ドックなどで見つかっていたが徐々に拡大して破裂してしまうこともある。また、脳出血と同様に血管奇形が原因になることもある。

Emer-Log 2025年 春季増刊

初期対応時の動き方をチェック！

検査

☑ 血液検査

凝固障害の有無、感染合併の可能性、そのほかの臓器障害などがないかを確認する。場合によっては、輸血が必要なこともあるので血液型なども確認する。

☑ 頭部単純CT検査

脳出血の有無と出血部位、出血量を確認する。臨床所見と併せて手術適応かどうかを推測する。

☑ 頭部造影CT検査または頭部 MRI 検査

出血の原因となる血管奇形などの有無を確認する。脳出血では、救急外来で行う場合と入院後に待機的に行う場合があるので、脳外科医や施設でのルールに従って行う。くも膜下出血では、脳動脈瘤の検索が必須であるため造影 CT 検査を行う。

☑ 胸部 X 線検査や心電図検査

胸部 X 線で誤嚥性肺炎などの合併、心電図ではたこつぼ心筋症などの合併がないかに注意してみる。

救急ナースはこう動く！

→ 採血では、凝固系や血液ガス、輸血に必要な検査項目の必要性を医師と共有しておく。

→ 検査に移動する際には、意識障害の進行や痙攣に備えてバッグバルブマスクやジアゼパム（セルシン®）などの準備をしておく。

→ 頭部単純CTで脳出血の有無を確認し、次に行う検査を医師と共有する。

初療

☑ 静脈路確保

静脈路は少なくとも2本は必要になる。造影CTを行う可能性もあるので、造影ルートも準備する。

☑ 気道確保が必要な場合は気管挿管

高度の意識障害がある場合には、舌根沈下や喀痰喀出困難、嘔吐などによって気道確保が必要なことがある。その際には気管挿管を行う。

☑ 血圧コントロール

脳出血が判明した場合には、降圧薬を開始する。ニカルジピン（ペルジピン®）を投与することが多い。

☑ 再破裂予防

くも膜下出血の場合には、降圧と鎮痛・鎮静を行う。検査や処置は愛護的に行う。

救急ナースはこう動く！

→ 造影ルートに加えて、ジアゼパムやメトクロプラミド（プリンペラン®）などを準備しておく。

→ 気管挿管時には鎮痛薬や鎮静薬、筋弛緩薬などの薬剤、挿管チューブや喉頭鏡、吸引チューブなどの準備を行う。

→ 脳出血が判明した場合には、血圧の目標値と使用薬剤を医師と共有して準備する。

→ くも膜下出血の場合には、再破裂予防に遮光を行い検査や移動は愛護的に行う。瞳孔所見の観察も必要最低限に控える。意識障害が進行している場合には、すぐに医師に報告する。

ミニ症例で実際の動き方をチェック！

CASE

72歳男性　頭痛→意識消失で救急搬送

● 救急要請

　高血圧の既往があるが、ADLは自立していた。18時に頭痛の訴えがあり、19時に意識がないところを娘が発見して救急要請。

> 意識レベルJCS Ⅲ-100、血圧188/78mmHg、脈拍数92回/min、呼吸数16回/min、体温36.2℃、SpO₂ 92%（room air下）→99%（マスク6L/min酸素投与下）、瞳孔および対光反射3mm＋/ 3mm＋

この場面でのナーシングポイント

→ 頭痛先行の高度意識障害→くも膜下出血、脳出血が最も疑われる。

→ 高度の意識障害→気道確保のために気管挿管が必要かもしれない。

→ 以下を準備する。

　・採血、静脈路確保（造影ルート）

　・痙攣や嘔吐に備えてジアゼパムやメトクロプラミド、降圧薬としてニカルジピン

　・気管挿管（チューブはもちろん、吸引なども）に必要な物品および挿管時に必要な薬剤

● 病着時

> 意識レベルJCS Ⅱ-30、GCS E2V3M6、血圧192/88mmHg、脈拍数102回/min、呼吸数16回/min、体温36.2℃、SpO₂ 99%（マスク6L/min酸素投与下）、瞳孔および対光反射3mm＋/ 3mm＋

　病着時は、意識レベルの改善を認めており、麻痺や瞳孔異常は認めなかった。血液検査、静脈路確保（造影ルート）を行って頭部単純CTを実施する方針となった。

この場面でのナーシングポイント

→ 意識レベルの改善を認めているが、いつ意識レベルの低下や痙攣をきたすかわからない状態。

→ CT検査への移動にはバッグバルブマスクも持っていく。

　頭部単純CTでくも膜下出血の診断となり、次いで造影CTを行って脳動脈瘤を認めた。初療室に帰室後、ニカルジピンで降圧を開始したが、全身性痙攣を認めた。ジアゼパムを投与して痙攣は治まったが、気道確保が必要な状態になったため気管挿管を行った。脳神経外科にコンサルトをしてコイル塞栓術の方針となった。

この場面でのナーシングポイント

→ 手術室に行くまでは血圧コントロールに加えて、意識レベルの変化がないかを観察する。

→ 再破裂させないことが重要であるため、検査や移動は愛護的に進める。

→ 血圧の目標値や瞳孔所見の確認頻度なども脳外科医と共有しておく。

（追塩雅人）

2 細菌性髄膜炎

疾患を疑うポイントをチェック！

☑ 細菌性髄膜炎でみられる典型的な症状 表1 [1]

髄膜炎の典型的な症状といわれる発熱、項部硬直、意識障害の3つすべてを満たす症例は44%に過ぎないため、揃わなくても細菌性髄膜炎を否定できない。

また、頭痛、発熱、項部硬直、意識障害のうち2つを満たす症例は95%であることから、これらの症状が複数ある際に細菌性髄膜炎を疑うことが臨床的にも多い。

表1 細菌性髄膜炎でみられる典型的な症状（文献1より作成）

症状	割合（%）
頭痛	87
項部硬直	83
発熱（≧ 38.0℃）	77
悪心	74
意識障害（< GCS14）	69

☑ 細菌性髄膜炎でみられる特徴的な身体所見

特徴的な身体所見として有名な項部硬直、Kernig's sign（股関節を90°屈曲し股関節を伸展→135°以上伸展できない）、Brudzinski's sign（頭部を受動的に屈曲→膝関節、股関節が自動的に屈曲する）などは感度が低いため、なくても細菌性髄膜炎を否定できない。

臨床的には、発熱、頭痛、意識障害など細菌性髄膜炎で頻度の高い症状が複数ある場合、神経学的診察（特に髄膜刺激徴候）を行い、細菌性髄膜炎の検査前確率を判断する。

疾患の機序これだけチェック！

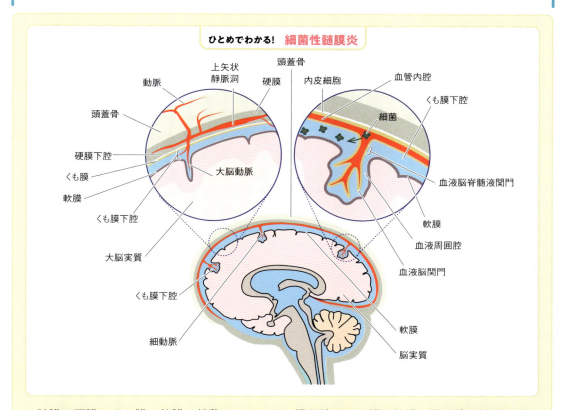

ひとめでわかる！ 細菌性髄膜炎

　髄膜は硬膜・くも膜・軟膜の総称であり、くも膜下腔はくも膜と軟膜の間の腔で髄液が流れている。髄膜炎はこの髄膜・くも膜下腔の炎症をさす。細菌性髄膜炎が起こる機序は、主に菌血症により、細菌が血流に乗って運ばれ血液脳脊髄液関門（blood-cerebrospinal fluid barrier；BCSFB）を介して髄膜に至り、感染が成立する。副鼻腔や乳突蜂巣などの隣接臓器から直接感染が伝播することもある。

初期対応時の動き方をチェック！

検査

☑ 血液培養検査

　細菌性髄膜炎を疑った場合に、まず腰椎穿刺というイメージがあるかもしれないが、**最初に行う検査は血液培養**である。血液培養さえ採取しておけば、髄液検査の前に抗菌薬投与を行ってもよい。細菌性髄膜炎は内科的エマージェンシーであり、治療が遅れると神経学的後遺症・死亡につながる可能性がある。そのため、抗菌薬治療まで30分以内、遅くても1〜2時間以内が目標となり、起因菌の推定にある程度の精度（感度は肺炎球菌：75％、髄膜炎菌：40〜60％、インフルエンザ菌50〜90％[2]）をもつことに加え、速やかに結果が判明する血液培養を最初に行う。

☑ 頭部 CT 検査

　頭部 CT を行うと抗菌薬投与が遅れる傾向にあるため[3]、施行する対象を考える必要がある。ガイドラインごとに適応が微妙に異なるが、大まかに60歳以上の高齢者、免疫不全者、新規の痙攣、脳神経疾患の既往、乳頭浮腫がある、意識障害や神経学的巣症状があることなどが CT を施行すべき対象となる[4]。実際には日本では CT へのアクセスがよいため、頭部 CT を施行することが多いと思われる。

☑ 髄液検査

　最後に腰椎穿刺（lumbar puncture；LP）を行う。LP では髄液一般検査（外観、初圧、細胞数、細胞種類、タンパク、糖など）とグラム染色を確認し、培養検査を提出する。

　髄液一般検査における細菌性髄膜炎の典型的な所見は、初圧・細胞数（多核球優位）・タンパクの上昇、髄液糖の低下であるが、細胞数正常の細菌性髄膜炎もあり、髄液糖はほかの原因でも低下するため、あくまでも参考であることに注意する必要がある。グラム染色は特異度が高く[5]、陽性であれば起因菌が推定でき、診断が確からしいものとなるため全例で行うべき検査であるが、陰性でも否定はできないことに注意する。

> **1章　頭痛**

救急ナースはこう動く！

→ 前述の3つの検査は、細菌性髄膜炎疑いの症例ではスムーズに行えるかどうかが患者の予後に直結する。医師から「細菌性髄膜炎を疑っている」と伝えられた後には、**①血液培養を含めた血液検査、②頭部 CT へのアクセスを放射線室に確認（施行に時間がかからないように調整）、③ LP に必要な物品の準備を速やかに行うこと**が重要である。

初療

✅ 初療の流れ

血液培養→デキサメタゾン投与→抗菌薬投与→頭部 CT → LP

（頭部 CT を行わない場合：血液培養→ LP →デキサメタゾン投与→抗菌薬投与）

✅ ステロイド投与 [6]

　成人では肺炎球菌性髄膜炎のみで適応があるが、初療では肺炎球菌による髄膜炎かどうかは判明していないため全例が投与対象である。ステロイドはデキサメタゾン 0.15mg/kg が選択され、投与のタイミングは抗菌薬投与前（遅くとも同時）である。

✅ 抗菌薬投与 [6]

　初期抗菌薬投与はセフトリアキソン（ロセフィン®）＋バンコマイシンが基本である。リステリアのリスクとなる 50 歳以上、新生児・妊婦、免疫不全者ではリステリアのカバーのためにアンピシリン（ビクシリン®）を追加する必要がある。セフトリアキソンはバランスよく微生物をカバーしていることに加え、投与速度も速く設定できるため最初に投与する。バンコマイシンは投与速度が速すぎると infusion reaction が起こるため、1g/1 時間以上かけて投与する必要があり、投与に時間がかかるため後回しにする。

✅ LP の介助

　患者の体勢は LP の成功に影響する。側臥位で膝を抱えて背中を丸めてもらい、ベッドに対して背中が垂直になるように調整する。患者は処置の様子を見ることができないため、不安になる患者もいるので、適宜声かけをして安心してもらうことも重要である。

Emer-Log 2025年 春季増刊　　19

救急ナースはこう動く！

→ 血液培養を採取した後に速やかにステロイド・抗菌薬投与を行いたい。

→ ステロイド・抗菌薬の投与は 60kg 程度の成人であれば、①デキサメタゾン 9.9mg ②セフトリアキソン 2g ③リステリアカバーを行う場合にはアンピシリン 2g ④バンコマイシン 1g（1 時間以上かけて：infusion reaction を避けるため）の順に投与することになるため、デキサメタゾンとセフトリアキソンの投与について初療の早い段階で医師に確認し、指示があればすぐに投与ができるように準備しておくのが理想である。

→ LP では医師と連携しながら、施行中は患者が適切な体勢を維持できるように介助できるとよいだろう。

ミニ症例で実際の動き方をチェック！

CASE

60 歳男性　前日からの発熱と頭痛に加え呼びかけへの反応が低下し救急搬送

受診前日に発熱と頭痛が出現し、受診当日に呼びかけに反応が悪くなったため、妻が救急要請し当院搬送となる。喫煙：20 本 /day × 40 年間、飲酒：ビール 500mL/day。sick contact や海外渡航歴はなし。高血圧症の既往がある。

● **受診時現症**

意識レベル GCS E1V1M5、体温 38.0℃、血圧 126/92mmHg、脈拍数 108 回 /min、呼吸数 24 回 /min、SpO$_2$ 98%（room air 下）

頭頸部：貧血（－）、黄疸（－）、結膜点状出血（－）、咽頭発赤（－）、頸部リンパ節腫脹（－）、項部硬直（＋）

胸部：Crackles（－）、心雑音（－）

腹部：平坦・軟、腸蠕動音正常、圧痛（－）

背部：肋骨脊柱角（CVA）叩打痛（－）、椎体叩打痛（－）

四肢：皮疹（－）、浮腫（－）

関節：熱感／圧痛／発赤（－）

発熱、頭痛、意識障害と項部硬直から救急医はまず細菌性髄膜炎を除外したいと救急ナースにも情報共有をした。

モニターを装着し、末梢静脈ラインの確保と同時に血液検査・血液ガスと血液培養 2 セットを採取できるように準備を行った。また、血液培養の採取後に速やかに投与する可能性が高いため、医師にデキサメタゾンの投与量と抗菌薬の種類・投与量、投与の順番を確認した（最終的に①デキサメタゾン 9.9mg ②セフトリアキソン 2g ③アンピシリン 2g ④バンコマイシン 1g の順に投与すると

指示を受け、デキサメタゾンとセフトリアキソンの作成を同僚ナースに依頼した）。

　さらに、**頭部 CT を行う可能性が高いため、放射線室に一報し、準備ができたら優先的に頭部 CT を施行できるようにお願い**をした。

　末梢ラインを確保し、血液検査・血液培養の採取が終了。デキサメタゾンを投与後、セフトリアキソンを開始したところで頭部 CT の施行へ移動した。**この間に、同僚ナースに LP の物品の準備を依頼し、救急医に不足している物品がないか確認**をしてもらうようにした。頭部 CT では頭蓋内病変は認めなかった。同時に頸部～骨盤 CT も施行されたが、発熱の原因となるような異常を認めなかった。

　CT から戻り、残りの抗菌薬（アンピシリン、バンコマイシン）の投与を行いつつ、CT 検査の結果から LP を安全に施行できると判断されたため、医師と連携して LP を実施した。この際には、**術者の手技に影響がないように体位が安定するよう介助**を行った。また、**採取した髄液検体を速やかに検査室へ運んだ。**

髄液検査

> 外観は無色・やや混濁。初圧 22cmH$_2$O、細胞数 108/μL（多核球 86/μL）、タンパク 204 mg/dL、糖 8mg/dL（BS 80mg/dL）

　髄液検査では多核球優位の細胞数上昇、タンパク上昇、糖低下があり、細菌性髄膜炎として矛盾のない結果であった。

髄液グラム染色

> グラム陽性球菌（連鎖状、双球菌様）

　髄液グラム染色では形態から肺炎球菌が想定された。肺炎球菌性髄膜炎の可能性が高いと診断され、HCU へ入院し抗菌薬治療を継続する方針となった。

[引用・参考文献]

1） van de Beek, D. et al. Clinical features and prognostic factors in adults with bacterial meningitis. N Engl J Med. 351 (18), 2004, 1849-59.
2） van Ettekoven, CN. et al. Update on community-acquired bacterial meningitis: guidance and challenges. Clin Microbiol Infect. 23 (9) , 2017, 601-6.
3） Glimåker, M. et al. Adult bacterial meningitis: earlier treatment and improved outcome following guideline revision promoting prompt lumbar puncture. Clin Infect Dis. 60 (8) , 2015, 1162-9.
4） Glimåker, M. et al. Lumbar Puncture Performed Promptly or After Neuroimaging in Acute Bacterial Meningitis in Adults: A Prospective National Cohort Study Evaluating Different Guidelines. Clin Infect Dis. 66 (3) , 2018, 321-8.
5） Tunkel, AR. et al. Acute bacterial meningitis. Lancet. 346 (8991-8992) , 1995, 1675-80.
6） Tunkel, AR. et al. Practice guidelines for the management of bacterial meningitis. Clin Infect Dis. 39 (9) , 2004, 1267-84.
7） van de Beek, D. et al. Community-acquired bacterial meningitis. Nat Rev Dis. 2, 2016, 16074.

（織田錬太郎）

③ 片頭痛

疾患を疑うポイントをチェック！

片頭痛を簡便に表現すると「静かな暗所で寝ていたくなるような、反復する頭痛」である。これは片頭痛の特徴として、痛みが繰り返すこと、発作時に光過敏や音過敏などが生じること、横になって休むと症状が緩和されることなどがあげられるためである。

☑️ 片頭痛の 4 フェーズ

片頭痛には①予兆、②前兆（オーラ）、③頭痛、④頭痛後症状の 4 つのフェーズが存在する。ただし、片頭痛患者は必ずしもこれらすべてのフェーズを経験するわけではない[1]。

⦿ ①予兆

患者の 40～60％で認める。一般的には頭痛が生じる 24～48 時間前から空腹感や下痢、便秘などの消化器症状、過活動、疲れ、抑うつ、イライラするといった症状がみられる。

⦿ ②前兆 （オーラ）

患者の 20％で認める。視覚性の前兆が最も頻度が高く、ジグザグ型のキラキラした光視症（歯車とも表現される）が有名だが、体性感覚や運動、言語障害が出現することもある。片側脱力や部分的に視野が暗点するなどの網膜症状を呈することもある。

前兆は 5～60 分程度持続し、その後頭痛に置き換わる。重要なのは、**これらの症状が反復しており可逆性であること**である。症状が初発の場合には、必ず脳疾患を考える必要がある。

⦿ ③頭痛

ほぼすべての患者で認める。無治療で経過した場合は、4～72 時間症状が持続する。多くの場合はズキズキする拍動性で、頭部の片側に疼痛を認めるが、非拍動性や両側性の頭痛であっても片頭痛を否定することはできない。頭痛が生じている際には光過敏、音過敏、匂い過敏などの感覚過敏が生じる。動くことで症状が増悪するため寝ていることが多くなり、仕事や学校などの社会生活・日常生活に支障が生じる。

- ④頭痛後症状

頭痛後には、ぐったり疲れた状態が 24〜48 時間程度続く。同時に軽度の幸福感や高揚感を感じる場合もある。

✅ 片頭痛のスクリーニング〜P.I.N. the diagnosis

　救急外来や一般外来などの時間的制限がある場面では、片頭痛を特徴づける 3 つの症状を用いたスクリーニングが有用である。以下の 3 つの特徴のうち 2 つ以上が該当する場合は片頭痛の可能性が高いといえる（感度 0.81〔95% 信頼区間：0.77〜0.85〕、特異度 0.75〔95% 信頼区間：0.64〜0.84〕、陽性的中率 0.93〔95% 信頼区間：89.9〜95.8〕）[2]。

- 光過敏（Photophobia）
- 機能障害（Functional Impairment）
　　日常生活における活動に支障がある
- 悪心（Nausea）

疾患の機序 これだけチェック！

　片頭痛の機序はいまだに解明されていない。現在はセロトニンやエストロゲンなどの化学物質が神経過敏性や血管収縮に寄与し、それが疼痛の原因となっているという説が有力である。

　片頭痛は女性に多く、月経周期や妊娠が頭痛発作に関与することが知られているが、これはエストロゲンの変動が関連していることが考えられる。ストレスや感情の変化、睡眠不足や睡眠パターンの変化、血糖値の乱高下、アルコール（特にワイン）やカフェイン、気圧の変化などがセロトニンやホルモンの変動を誘発し、片頭痛を引き起こす要因となることが知られている。

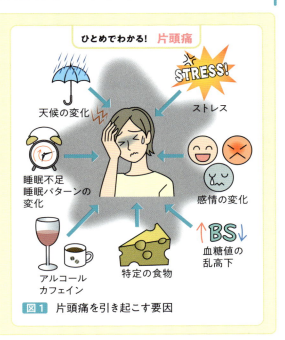

図1　片頭痛を引き起こす要因

初期対応時の動き方をチェック！

検査

　片頭痛は繰り返すことが特徴なので、初発の頭痛で片頭痛という診断がつくことはありえない。つまり、**救急外来で片頭痛を考慮する必要があるのは、繰り返す頭痛や片頭痛の既往がある患者に限られる**ということである。

　また、片頭痛の既往がある患者が頭痛発作を主訴に救急外来を受診するケースでは、普段の治療が不応であった場合や普段よりも症状が強い場合が典型的である。頭痛が普段と異なっていたり普段よりも症状が強かったりする場合は、片頭痛ではない可能性を考慮する必要がある。言い換えると、**片頭痛患者が頭痛を主訴に救急外来を受診した場合には、必ず緊急性・準緊急性の頭痛を想起する**必要がある。

救急ナースはこう動く！

→ SNOOP4 表1 は、緊急性の高い頭痛を示唆する病歴や症状を網羅した語呂合わせになる。たとえ患者が「片頭痛」を訴えて受診したとしても、**SNOOP4 にしたがって病歴や神経所見などを取る必要が**ある。そして、**レッドフラッグサインを認める場合には疑われる疾患に応じて検査を進める**[3, 4]。

表1 SNOOP4

レッドフラッグ（SNOOP4）	状態（症状・徴候）	疑われる疾患
Systemic symptoms（全身症状）	発熱、体重減少	感染症、血管炎、がん など
Neurologic symptoms（神経症状）	感覚異常、運動障害、意識障害、痙攣	脳腫瘍、脳卒中 など
Onset sudden（突然の発症）	激しい突然の頭痛	脳血管障害（脳動脈瘤破裂など）、脳脊髄液漏れ
Older age（高齢発症）	50 歳以上での新規発症	巨細胞性動脈炎、腫瘍 など
Pattern change（パターンの変化）	頭痛の頻度や強度の急激な変化	腫瘍 など
Positional（体位依存性）	横になると悪化、立つと改善 など	高圧性頭痛、低圧性頭痛、脳脊髄液漏れ など
Precipitated by Valsalva（バルサルバ動作で誘発）	咳、くしゃみ、いきみで頭痛が悪化	後頭蓋窩病変 など
Papilledema（乳頭浮腫）	視神経乳頭の腫れ	高圧性頭痛（脳腫瘍、脳圧亢進症） など

初療

　緊急性の高い頭痛を除外したうえで、片頭痛を訴えて救急外来に受診した患者の対応を考える。

1章　頭痛

　生活に支障をきたすような強い発作を呈する片頭痛に対しての急性期治療はトリプタン系の薬剤が主軸となる。これに NSAIDs やアセトアミノフェンを加えることで効果が増強される場合もある。

　悪心・嘔吐が強くて内服が困難な患者に対しては非経口薬の使用が適している。NSAIDs やアセトアミノフェンであれば坐薬や注射薬、トリプタン系の薬剤であればスマトリプタン（イミグラン）の点鼻薬や皮下注製剤を使用することを検討する[5]。

✅ 制吐薬の役割

　救急外来での片頭痛急性期治療の選択肢として、メトクロプラミド（プリンペラン®）やプロクロルペラジン（ノバミン®）の投与がある。これらは制吐薬だが、片頭痛発作に対しては鎮痛効果も期待でき、NSAIDs と併用することでトリプタン系の皮下注製剤に匹敵する鎮痛効果が得られることが知られている[6, 7]。

ミニ症例で実際の動き方をチェック！

CASE

40 歳女性　片頭痛を主訴にウォークイン受診

　当日の夕方から生じた頭痛を主訴に救急外来をウォークイン受診。**トリアージ**では、血圧が 180/110mmHg、心拍数 100 回 /min であり、血圧高値と頻脈を認めた。

　トリアージナースの**問診**では、患者は片頭痛の既往があり、普段はトリプタン系の薬剤とロキソプロフェン（ロキソニン®）を使用して発作に対応していたが、当日は普段よりも頭痛が強くて普段使っている薬でも症状が改善しないとのことだった。**SNOOP4 に則って問診**を行ったところ、頭痛は突然発症であり、職場の休憩時間中に飲み物を飲もうとした瞬間に頭に激痛が生じたという。また、いつもは頭痛発作の前に空腹感などの予兆を認めているが今回はなかった。

　突然発症の激しい頭痛である点や、普段の片頭痛発作とパターンが違う点から脳血管障害が疑われることを医師に伝えた。 すぐに CT 撮影が行われ、脳動脈瘤の破裂によるくも膜下出血の診断となった。

[引用・参考文献]

1) MAYO CLINIC. Centers and Programs Migraine Research Program: VIDEOS: Migraine Aura. https://www.mayo.edu/research/centers-programs/migraine-research-program/videos（accessed 2025-01-15）
2) Lipton, RB. et al. A self-administered screener for migraine in primary care: The ID Migraine validation study. Neurology. 61（3）, 2003, 375-82.

Emer-Log 2025年　春季増刊　25

3) Dodick, DW. Clinical clues and clinical rules: Primary vs secondary headache. Adv Stud Med. 3 (6C), 2003, S550–5.

4) Dodick, DW. Pearls: headache. Semin Neurol. 30 (1), 2010, 74–81.

5) Becker, WJ. Acute Migraine Treatment in Adults. Headache. 55 (6), 2015, 778-93.

6) Friedman, BW. et al. Randomized trial of IV valproate vs metoclopramide vs ketorolac for acute migraine. Neurology. 82 (11), 2014, 976-83.

7) Yavuz, E. et al. Intravenous metoclopramide versus dexketoprofen trometamol versus metoclopramide+ dexketoprofen trometamol in acute migraine attack in the emergency department: A randomized double-blind controlled trial. Am J Emerg Med. 38 (11), 2020, 2254-8.

8) Johns Hopkins Medicine. Health: How a Migraine Happens. https://www.hopkinsmedicine.org/health/conditions-and-diseases/headache/how-a-migraine-happens（accessed 2025-01-15)

（高橋盛仁・青木信也）

群発頭痛と SUNCT

疾患を疑うポイントをチェック！

☑ 片側性の耐えがたい頭痛

　群発頭痛は、人生最大の激痛ともいわれる極めて強い痛みが片側の目の奥からこめかみを中心に起こる。痛みの訴えに関してはさまざまだが、目の奥をキリでえぐられるような痛みと表現されることが多い。

　一般的に痛みは 15〜180 分持続するとされている。持続時間は群発頭痛によく似た頭痛との鑑別に重要なので、しっかりと確認する必要がある。

☑ 自律神経症状

　結膜充血（白目が赤くなる）、流涙、鼻汁、眼瞼浮腫（瞼が腫れる）、眼瞼下垂、顔面の発汗、縮瞳を指す。これらは必ず群発頭痛の痛みと同じ側に現れる。患者は強い痛みで落ち着いて診察できない状況が多いが、注意深く左右差を確認しながら診察することが重要である。

☑ 落ち着きがなく、興奮した様子

　片側の比較的程度の強い慢性頭痛としては片頭痛も知られており、群発頭痛との鑑別が必要になる。片頭痛との違いで重要なことは、**片頭痛は体動で頭痛が増悪するために患者はなるべく動かず静かにじっとしている傾向があるのに対し、群発頭痛では強い痛みのために患者は時折大声をあげたり頭を叩きつけたりと強い興奮状態になる**ことが知られている。

☑ 喫煙歴、飲酒歴、性別

　群発頭痛は比較的若い20〜30代の男性に多いといわれている。以前は患者の85％程度が男性との報告もあったが、近年の報告では女性の割合も増えているようである。

　患者に喫煙歴があることも多く、飲酒が頭痛のきっかけになることもあるなど、生活歴にも目を向ける必要がある。

☑ 群発期を確認する

　群発頭痛という名前にもあるように、この頭痛は群発する（まとまって一時期に起こる）ことが特徴である。数週間から数カ月間ほぼ毎日頭痛が起こる期間があり、それを群発期という。群発期には前述の15〜180分続く激痛が1日1〜8回程度起こることが知られている。群発期のサイクルは患者自身が把握していることも多いため、積極的に確認するとよい。

疾患の機序これだけチェック！

　群発頭痛の明確な機序は完全にはわかっていない。さまざまな仮説はあるが、三叉神経という脳神経や自律神経が関与していることが指摘されている。群発頭痛は三叉神経・自律神経性頭痛（trigeminal autonomic cephalalgias；TACs）とも呼ばれており、周囲の血管や視床下部の影響で三叉神経や自律神経の異常な興奮が起こることで症状が生じるといわれている。

　三叉神経の興奮が影響していると考えれば、症状が片側に分布していることが理解できるだろう。

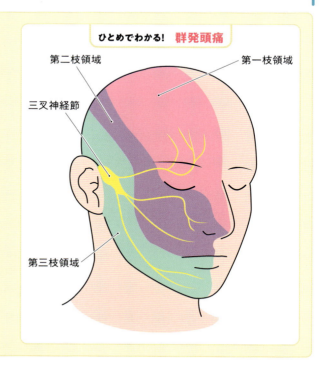

ひとめでわかる！　群発頭痛
第二枝領域／第一枝領域／三叉神経節／第三枝領域

初期対応時の動き方をチェック！

検査

☑ 病歴聴取

　群発頭痛の診断で最も重要なのは病歴を聴取することである。診断を確定するための特異的な検査はないので、基本的にはほかの疾患を除外するための検査を行うことになる。

　群発頭痛は片頭痛よりもまれな疾患であり、しばしば診断に至っていないケースもあるが、「何度も同じような時期に強い頭痛を繰り返して救急受診したことがある」といった病歴は群発頭痛を疑う根拠になる。

☑ 身体診察

　患者の様子から、非常に強い片側の頭痛があり落ち着かない様子も伴っていれば、群発頭痛を疑う。その際に頭痛と同じ側に自律神経症状が出現していないかを確認する必要がある。

　強い頭痛が生じる疾患としては髄膜炎やくも膜下出血なども鑑別にあがるため、発熱などがないか、三叉神経や自律神経領域以外に麻痺などの神経症状を伴っていないかなども注意深く診察する。

☑ 頭部 CT 検査、 MRI 検査

　明らかな神経症状を伴う場合には、頭蓋内出血などの鑑別のために頭部 CT 検査を行うこともある。また、救急での対応はまれかもしれないが、頭蓋内腫瘍でも群発頭痛に似たような症状を起こすことがあるため、ガドリニウム（Gd）造影 MRI 検査などが検討される場合もある。

救急ナースはこう動く！

→ 群発頭痛の患者が受診する際には、**可能な限り事前に情報を集める。**患者本人は激烈な頭痛があり落ち着かない様子で問診が満足にとれないこともあるため、家族や救急隊から可能な限り状況を聴取する。**既往や発作の回数、持続時間、患者の様子などは重要なポイント**である。

→ 症状が典型的でない場合には、重篤な疾患を除外するために画像検査や髄液検査を検討することもある。それらの準備も行っておくとスムーズに受け入れができる。

初療

☑ 高濃度酸素投与

　群発頭痛には高濃度酸素投与が有用だとされている[1]。12L/min 以上の高流量の酸素投与を 15 分程度行うことで 80%近い患者の症状改善に効果があったとされており、高濃度酸素投与が可能な場合には第一選択になる。

　喫煙者に多い疾患であり、重度 COPD の既往などは CO_2 ナルコーシスのリスクでもあるため、酸素投与前に忘れずに確認する。

☑ トリプタン系の薬剤の皮下注射

　高濃度酸素投与の効果が不十分な場合には、トリプタン系の薬剤を皮下注射で投与する[1]。群発頭痛と診断されている患者のなかにはスマトリプタン（イミグラン）の自己注射キットを使用している人もいるので薬剤使用歴も確認する。

　皮下注射以外には鼻腔内投与を行うこともあるが、その場合は発作時に鼻閉や鼻汁が出ていないほうに投与を行う。

救急ナースはこう動く！

→ 群発頭痛は激烈なので、**なるべく早い症状緩和を目指す。** 受け入れの段階で群発頭痛が疑われる場合には、高流量酸素投与が行える準備もしつつ、病歴や身体所見から群発頭痛と診断された場合は速やかに治療を開始できるようにする。

ミニ症例で実際の動き方をチェック！

CASE

36 歳男性　強烈な頭痛で救急搬送

● 救急要請時の状況

　夜間飲酒後に強烈な右側の頭痛を自覚した。症状は 30 分程度で落ち着いたため様子をみていたが、その数時間後に改めて強い頭痛が発生。患者本人は興奮した様子で涙も流して痛がっていたため、家族が心配して救急要請となった。

既往歴

慢性頭痛あり。以前にも頭痛で何度か救急搬送されたことがあり、片頭痛ではないかと指摘されている。最近は頭痛の発作は落ち着いていた。

生活歴

喫煙 20 本 /day、機会飲酒。

病着後

救急隊から上記の報告を受けたとき、**まず見逃してはいけない重篤な頭痛、例えば髄膜炎やくも膜下出血を想起**する。患者が到着した際には、それらの疾患の潜在がないかスクリーニングを行う。

患者のバイタルサインを測定しながら、異常な血圧上昇がないか、意識レベルの悪化がないか、発熱の随伴などがないか、麻痺や構音障害など神経症状がないかを確認する。これらの**症状を認めた場合には画像検査や髄液検査を行う準備**をする。

それらに問題がないことを確認すれば、繰り返す片側の頭痛で入院歴があることや患者の興奮した様子、流涙など自律神経症状、年齢や性別、喫煙歴から群発頭痛も鑑別にあがる。そのため、**頭痛が片側であることや自律神経症状の随伴がないか、群発頭痛らしさについても確認**していく。また、群発頭痛の重要な鑑別に緑内障発作がある。こちらも強い片側頭痛をきたし、結膜充血などを起こす。**目の見え方の異常が伴っているかも鑑別になるので確認**が必要である。

群発頭痛が疑われる場合は、初期治療として**高濃度酸素投与を行うことが多いので、迅速に対応できるように準備をしつつ、発作の頻度や持続時間、随伴する症状を詳しく確認**する。三叉神経・自律神経性頭痛には、群発頭痛のほかにも 表1 に示すような発作頻度や持続時間が異なる頭痛がある。治療法や予防薬が異なるため、詳細な問診が重要となる。

表1 群発頭痛と似た症状の疾患 （文献 2 を参考に作成）

	群発頭痛	発作性片側頭痛	SUNCT（※ 1） SUNA（※ 2）
発作頻度	1〜8 回 /day	5〜40 回 /day	1〜200 回 /day
持続時間	15〜180 分	2〜30 分	1 秒〜10 分
急性期治療	酸素、トリプタン	なし	リドカイン
予防薬	ベラパミル、ステロイド など	インドメタシン NSAIDs	ラモトリギン など

※ 1 SUNCT: 結膜充血および流涙を伴う短時間持続性片側神経痛様頭痛発作
※ 2 SUNA: 頭部自律神経症状を伴う短時間持続性片側神経痛様頭痛発作

[引用・参考文献]
1) May, A. et al. EFNS guidelines on the treatment of cluster headache and other trigeminal-autonomic cephalalgias. Eur J Neurol. 13（10）, 2006, 1066-77.
2) 日本頭痛学会. 国際頭痛分類第 3 版（ICHD-3）日本語版. https://www.jhsnet.net/kokusai_new_2019.html（accessed 2025-01-15）

（曽我井大地）

5 忘れられがちな 筋骨格系由来の頭痛
~帯状疱疹、後頭神経痛、頸椎症を中心に~

筋骨格系疼痛を理解するために

筋骨格系というと皆さんはどのような解剖を想像するだろうか？ まず、筋肉、腱、骨、関節をイメージされると思う。そして、これらの臓器に付随して末梢神経も想起できたら、あなたの推論レベルはかなり高いといえる。さらに筋骨格系疼痛が体性痛の一部であることから、皮膚や皮下組織（血管や脂肪組織）もあわせて考えることができれば、体性痛を漏れなく俯瞰することができる 表1 。

つまり、筋骨格系疼痛の理解には、体性痛の理解が必要となり、体性痛の理解には、神経解剖と痛みの病態生理に対する理解が重要である。そこで本項では、これらに焦点を当てて、筋骨格系由来の頭痛について解説する。

● 痛みの病態生理~痛みは体性痛、内臓痛、関連痛、心因性疼痛の4つ

体性痛を起こす臓器は 表1 に示した①・②・③である。体性痛の特徴（キーワード）として、以下の2つが重要である。
- 局在性（片側性であることが多い）
- 体動で悪化

表1 筋骨格系から想起すべき解剖
→体性痛

① 筋肉・腱・骨・関節（筋骨格系）
② 末梢神経
③ 皮膚・皮下組織

なお「体動で悪化」は、1つ1つの動作で悪化するものであり、運動の持続で誘発される労作とは明確に分けなければならない。体動と労作は異なる特徴（キーワード）であり、労作では虚血性心疾患などその後の想起すべき疾患がまったく違う点に注意が必要である。

頭頸部の神経解剖と神経痛の病態生理

● 頭頸部の神経解剖

図1 をご覧いただきたい。頭部前面である顔面側は、脳神経である三叉神経支配であり、後ろ側はC2頸椎神経根支配である。顔面側は上から三叉神経の3つの枝である、眼神経（V1）、上顎神経（V2）、下顎神経（V3）によって支配されている。頭部後ろ半分を支配するC2は、青緑色で示す後ろ側が大後頭神経、黄色で示す前側のうち、赤線より上側が小後頭神

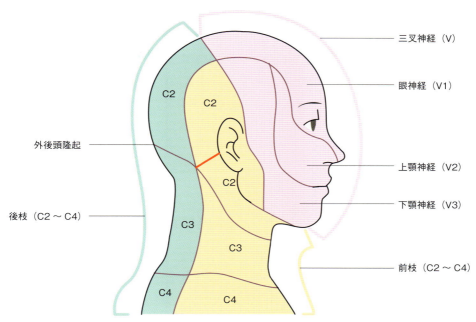

図1 頭頸部の神経支配

経、赤線より下側が大耳介神経の支配領域である。三叉神経領域に痛みを起こす代表的な疾患は帯状疱疹であり、C2領域に痛みを起こす代表的な疾患は後頭神経痛である。後頭神経痛は大後頭神経と小後頭神経の支配領域に神経痛として現れる。

三叉神経のV（ちょっと休憩）

Vはアルファベットのv（ブイ）ではなく、ローマ数字の5である。三叉神経が第5脳神経であることに由来している。ただ、本項の執筆に際して、ChatGPTにアルファベットのvとローマ数字の5について聞いてみたところ、実は両者の形状と起源は共通しているとのこと。ブイと読んでもあながち間違いではないのかもしれない。もちろんChatGPTが正しいことを述べていれば、だが……

神経痛の病態生理

神経痛には末梢機序と中枢機序の両方があるが、救急外来で出合うのは、視床痛を除いてほぼ末梢機序である。そのため、本項では末梢機序の神経痛について解説する。神経痛の患者は、「秒単位の鋭い立ち上がりで2〜3分以内に治まり間欠期には無症状」となる、三叉神経痛を代表とするスパイク状の痛みや「深部に感じる、焼け付く、あるいはうずくいやな感じ、ジンジンビリビリする感じ」などの鈍い痛みと表現することが多い。

救急外来でよく出合う筋骨格系由来の頭痛

救急外来に受診する筋骨格系由来の頭痛の多

くは、前述した頭頸部の神経解剖と神経痛の病態生理を押さえれば、問題なく診断できる。ここでは、救急外来で高頻度に出合う筋骨格系由来の頭痛をいくつかピックアップして解説する。

● 帯状疱疹

広義の筋骨格系由来の頭痛で、決してまれではない疾患が帯状疱疹である。帯状疱疹の発生率は加齢とともに上昇するため、超高齢社会を迎えている現在、重要な鑑別疾患の１つといえる。そして、典型的な発疹を訴えて来院した帯状疱疹の場合は診断・マネジメントに困らないが、頭頸部の帯状疱疹を想起する場合に注意しなければならない点がいくつかある。

● 痛みが先、発疹が後

患者の約75％は、発疹が出る前に痛みを自覚する。発疹は痛みが出てから２～３日後に現れることが多いが、さらに発疹が出現するまでの間隔が長くなる場合がある[1]。

つまり、患者が発疹の出現前に救急外来を受診することは、よく経験されることである。発疹が出ていなくても、受診してくれた機会を逃さずに解剖と痛みの性状から帯状疱疹を疑えれば、早期の抗ウイルス薬治療につなげられ、帯状疱疹後神経痛など、患者のADLを著しく下げる合併症のリスクを下げることができるかもしれない。

● 頭髪内の確認を忘れずに

頭頸部の帯状疱疹の好発部位はV1である。 図1 をご覧いただくとわかるように、このV1領域の診察時の注意点は、頭髪内を含むことである。片側性の頭の神経痛を訴える患者が救急外来を受診したら、頭髪をかきわけて、頭髪内に発疹がないかを確認することが重要である。

● V1領域の帯状疱疹は眼科エマージェンシー

V1領域には眼が含まれる。眼に帯状疱疹の感染が波及すると、角膜炎やぶどう膜炎など、視力障害をきたしうる緊急疾患を合併することがある。そのため、V1領域の帯状疱疹をみたら迅速な眼科へのコンサルトが必要になる。

● 後頭神経痛

片側性（まれに両側性）に後頭部の神経痛を訴えて患者が来院した場合、後頭神経痛を考える。後頭神経痛は頸椎神経根から出た後の末梢神経の絞扼が原因とされており、首の回旋・屈曲や末梢神経の圧迫（痛みを訴える部位の圧迫）などで痛みが誘発される高頻度疾患である。ただし、後頭神経痛が救急外来の現場においても高頻度（common）であるかは、一考の余地がある。

まず後頭神経痛は、頭痛専門医の臨床現場では、一般医が考えるよりも比較的まれな疾患と考えられているようである[2]。また、そもそも後頭神経痛は、一過性かつ繰り返し同じ症状を経験する疾患である。このような疾患群は、一般外来よりも受診のハードルが高い夜間・休日の救急外来に来院することはまれである。救急外来に受診する患者は、急な病状の出現や悪化など、急性の変化をきたした場合に受診のハードル（受診閾値）を越えて来院する。そのため、筆者自身は救急外来で後頭神経痛という診断をつけた経験がほとんどない。むしろ、後頭神経痛様の症状で、患者が救急外来に受診した場合には、帯状疱疹や腫瘍浸潤、外傷や椎骨動

脈解離など、なんらかの基礎疾患や背景疾患が
ないかの評価を検討するように心がけている。

● 頸椎症

　頸椎症も筋骨格系由来の頭痛を呈する疾患で
あるが、やはり前述した後頭神経痛と同様に、
一過性かつ繰り返し同様の痛みを経験する疾患
であるため、私見であるが救急外来を受診する
患者で本症が最終診断になることはほとんどな
い。

　一方で、本項では詳しくは触れないが、例え
ば頸椎症を疑うような症状が、多愁訴の中に混
ざった形で救急外来に来院する事例が少なから
ず経験される。このような場合、身体的疾患の
みならず、心理・精神面の評価、治療が重要に
なる。心理・精神面の病態は、救急外来におい
ても非常に高頻度な病態である。そのため、こ

れら心理・精神面についての研鑽も、救急外来
を担当する看護師にとって重要な課題となるだ
ろう。

筋骨格系由来の頭痛のポイント

　筋骨格系由来の頭痛のポイントは、体性痛を
想起すること、解剖学的な部位と痛みの性状を
押さえることに尽きる。多くは一過性かつ繰り
返す良性疾患であるため、救急外来を受診する
ことは少ない。一方で、筋骨格系由来の頭痛に
関する解剖と病態生理を押さえることによっ
て、ほかの重篤あるいは致死的な疾患群の診断
やマネジメントの精度を結果として上げてくれ
る。本項では基礎的かつ重要なことを中心に解
説したので、ぜひすぐ使えるように頭に残して
いただきたい。

[引用・参考文献]

1) Albrecht, MA. et al. Epidemiology, clinical manifestations, and diagnosis of herpes zoster. Warrington KJ, (Ed), UpToDate. Waltham, MA: UpToDate Inc. http://www.uptodate.com. (accessed 2025-01-21).
2) Garza, I. Occipital neuralgia. Robertson CE, (Ed), UpToDate. Waltham, MA: UpToDate Inc. http://www.uptodate.com. (accessed 2025-01-21).

（上原孝紀）

緊急性をスピードチェック！ 季節でよく出合うマイナーエマージェンシー

虫刺され

よく出合う季節

　「虫（むし）」とは、一般的に節足動物のうち昆虫と昆虫以外を指し、健康上の問題となるのはヒトの皮膚に何らかの有害な影響を及ぼす一部の虫である 表1 。

表1　代表的な節足動物と発症様式

発症様式	昆虫	昆虫以外
刺咬	ハチ、アリ	ムカデ、クモ、サソリ
吸血	カ、ヌカカ、ブユ、アブ、ノミ、トコジラミ	イエダニ、マダニ、ツツガムシ
接触	有毒ケムシ（ドクガなど）	ヤスデ

⚠ こんなときはすぐに報告・対応

- ✅ アナフィラキシー反応による全身症状を認めた場合には、速やかに医師に報告し対応する。同時にバイタルサイン測定、点滴ルート確保、薬剤を含めた緊急カートを準備する。
- ✅ スズメバチ、アシナガバチ、ミツバチ、ヒアリ、セアカゴケグモ、ムカデなどに刺されたり咬まれたりした場合は要注意。
- ✅ 写真や死骸、情報をもとに、可能であれば原因虫を同定する。
- ✅ ハチ刺症、ムカデ咬傷の場合には過去歴を確認し、アレルギー反応を生じる可能性があれば抗ヒスタミン薬を準備する。

⚠ こんなときはしばらく観察

- ✅ 痒み・痛みなど局所症状のみの場合には、適切な処置を施し経過観察する。
- ✅ 痒みには、すぐ起こる即時型とゆっくり起こる遅延型アレルギー反応があるため、変化がわかるように紅斑のサイズや数、部位を記録する。
- ✅ 痛みには、刺す・咬むなど物理的な痛みと毒物質・唾液腺物質による化学的な痛みがある。
- ✅ 毒針毛はテープなどで剥がして石鹸を泡立てて流し、毒液は流水で洗浄し、出血があれば圧迫止血し、残存針があればピンセットで除去できるように準備する。
- ✅ 症状緩和には、保冷剤などによる局所冷却を行う。

［引用・参考文献］
1) 夏秋優. Dr. 夏秋の臨床図鑑 虫と皮膚炎 改訂第2版. 東京, Gakken, 2023, 276p.
2) Buttaravoli, Pほか. マイナーエマージェンシー 原著第3版. 大滝純司監訳. 東京, 医歯薬出版, 2015, 876p.

（瀬田宏哉）

2章
呼吸困難

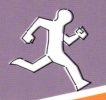

Dr. 舩越Presents 主訴別にチェック！救急外来のよくある疾患&見逃したらヤバイ疾患一覧図

主訴：呼吸困難から疑われる疾患

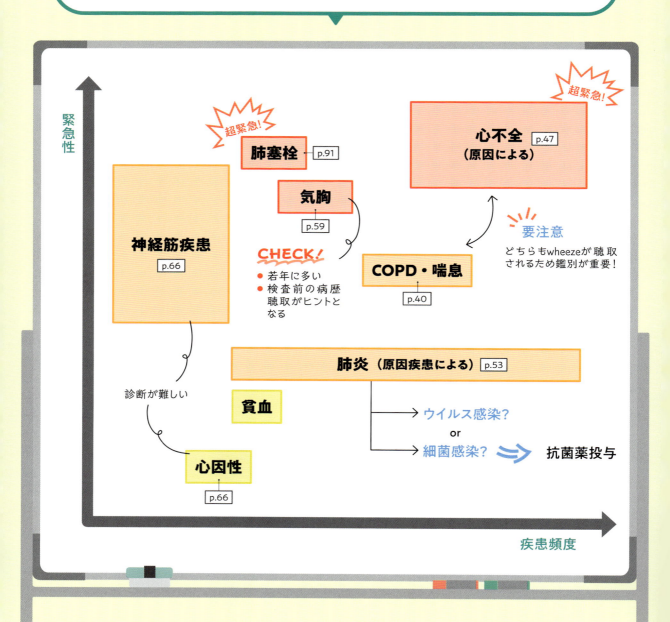

肺または心臓が原因であることが多い

呼吸困難は末梢組織に適切な量の酸素が届けられないことにより生じる症状といえます。そのため、「酸素を取り込む肺」や「酸素を送る心臓」に原因がある場合が多くあります。

☑ COPD・喘息、心不全

COPD（慢性閉塞性肺疾患）と喘息、心不全ではいずれもwheezeが聴取され、しばしば区別が難しいことがあります。しかしながら治療が大きく異なるため、しっかり鑑別することが重要です。

☑ 肺炎

肺炎はその存在を証明するよりも、感冒とされるウイルス感染なのか、抗菌薬加療を必要とする細菌感染なのかを区別することが重要です。

☑ 気胸

気胸は3章の胸痛にも通じる疾患です。若年に多いこともあり、検査するにはどのような病歴がヒントになるのかを学びましょう。

しかしながら、救急外来においてははっきりした原因が明らかでないのに何度も受診する患者もいます。そうした患者には何ができるのか、考えてみましょう。

☑ 神経筋疾患

特徴的な神経所見は疾患ごとに異なりますが、まれに息切れや呼吸困難を主訴に受診することがあるため、注意が必要です。特に慢性経過の場合は、心因性と誤診されることがあります。

☑ 心因性・精神疾患

心因性と精神疾患はともに、なんとなくだるい、疲れやすい、息が切れるなどの症状をきたすことがあります。特に高齢者では抑うつなどの精神疾患が身体症状から発症することも多いため、安易に心因性と決めつけるのは危険です。

（舩越 拓）

COPD・喘息

疾患を疑うポイントをチェック！

呼吸困難は「呼吸時に不快さを自覚する状態」であり、訴えは「息が苦しい」「息が切れる」「胸が苦しい」など患者によってさまざまである[1]。

呼吸困難の鑑別は 表1 に示すとおり多岐にわたるが、COPD・喘息は代表的な原因である。症状・身体所見については後述するとおりだが、基本的に呼吸困難は緊急度が高い主訴と考えよう。病歴聴取や身体診察に時間を費して、介入・治療開始が遅れてはいけない。

✅ 症状

● COPD

徐々に進行する労作性の呼吸困難や、慢性の咳・痰が代表的な症状で、これらの症状が増悪して救急外来を受診することが多い。タバコが主な原因であり喫煙歴を聴取する。

増悪の誘因として、感染症や気胸は頻度が高いため、発熱・感冒症状、胸痛などを聴取する。ほかの疾患と紛らわしいことも多く、特に肺塞栓症、気胸、心不全、肺炎を疑う症状がないかに注意して問診する。

● 喘息

喘鳴（ゼイゼイ、ヒューヒューなどと表現）、咳、息切れ、胸苦しさなどを生じ、発作は夜間・早

表1　呼吸困難をきたしうる疾患・病態（文献1を参考に作成）

気道	気道異物、アナフィラキシー、血管性浮腫、急性喉頭蓋炎、顔面・頸部外傷
呼吸	気胸、気管支喘息、COPD、肺炎、非心原性肺水腫、胸水、無気肺
循環（心血管）	心筋梗塞、心不全、肺血栓塞栓症、心筋炎、心タンポナーデ
神経・筋	ギラン・バレー症候群、重症筋無力症、筋萎縮性側索硬化症
代謝・内分泌	代謝性アシドーシス、甲状腺機能亢進症
その他	中毒、破傷風、胸部外傷、心因性

朝に多い。「喘鳴を伴う息苦しさ」は比較的特徴的な症状であり、喘息の既往歴があれば積極的に疑う。喘息発作での入院歴、人工呼吸歴があれば重症化のリスクが高い。既往が明らかでない場合も「発作を繰り返している」「ステロイド吸入で症状が改善したことがある」などの病歴からは喘息を疑う。

　発作の誘因として、アレルゲンへの曝露、薬剤、喫煙、上下気道感染の症状を聴取する。喘息の治療を中断してしまい、症状が悪化することもある。「横になれないほどの症状」は中等度以上、「苦しくて動けない」場合は高度の喘息増悪である。

☑ 身体所見

　COPD・喘息の身体所見を 表2 に示す。ただしほかの疾患でも生じることがあり、特に wheeze は心不全にも特徴的なので注意する。

表2　COPD・喘息の身体所見

・ 頻呼吸
・ 起坐呼吸：横になれず坐位を好む
・ 口すぼめ呼吸：口笛を吹くように口をすぼめた呼吸
・ 努力呼吸：胸鎖乳突筋や腹筋群などの呼吸補助筋を使った呼吸
・ wheeze：呼気に聞こえる喘鳴

疾患の機序これだけチェック！

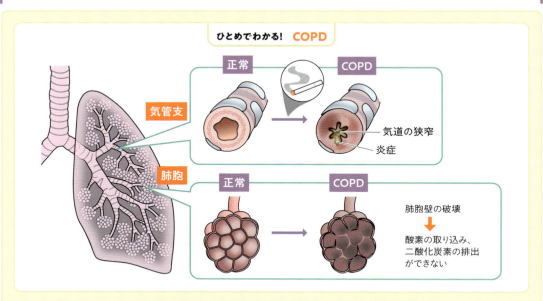

　COPDはタバコの煙などの有害な粒子を吸入することで、肺に慢性炎症が生じ、末梢気道が狭窄する。また肺胞という肺の組織が破壊されて、肺気腫という状態になると、酸素を取り込む機能、二酸化炭素を排出する機能が低下する。

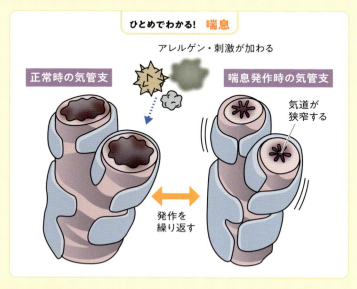

　喘息では気道に慢性的な炎症が生じ、さまざまな刺激に対して気道が敏感になり（気道過敏性）、発作的に気道が狭くなる（狭窄）ことを繰り返す[2]。

初期対応時の動き方をチェック！

検査

　まずは ABC（気道・呼吸・循環）を確認し、異常があれば検査より治療を優先する（ 初療 の項を参照）。

　そして、バイタルサインを測定しモニタリングを開始する。呼吸状態の評価において SpO_2 測定は必須だが頼り過ぎてはいけない。呼吸数増加や努力呼吸で異常を察知する。

☑ 胸部単純 X 線検査

　呼吸困難の鑑別に欠かせない。COPD・喘息を疑う場合は、肺炎（浸潤影）や気胸の合併、心不全（心拡大や肺うっ血）との鑑別に有用。スムーズに撮影できるよう診療放射線技師に連絡する。

☑ 動脈血液ガス分析

　酸素化・換気の状態、酸性とアルカリ性のバランスを把握できる。橈骨動脈や大腿動脈から採血できるよう準備する。

☑ 超音波検査

　心不全（心機能低下、肺水腫）、肺塞栓（D-shape、三尖弁閉鎖不全）、胸水、気胸、肺炎、無気肺との鑑別に有用。

☑ 12 誘導心電図検査

　急性冠症候群（心筋梗塞など）でも呼吸困難を訴える。COPD 増悪の誘因になるため、必ず確認する。

Emer-Log 2025年 春季増刊　43

救急ナースはこう動く！

→ 必ず ABC に異常がないかチェック。 バイタルサインを確認する。
→ 胸部X線がスムーズに撮影できるよう診療放射線技師に連絡する。
→ 超音波検査、 12 誘導心電図検査が実施できるよう、 ベッドサイドに準備する。

初療

☑ 酸素投与

SpO_2 94% 未満が適応の目安だが、頻呼吸・努力呼吸、ショック徴候などがあれば、ためらわずに高濃度酸素（リザーバーマスク 10L/min）を投与する。COPD 患者への高濃度酸素投与は CO_2 ナルコーシスを引き起こす恐れがあるが、それを恐れて低酸素血症を許容してはならない。SpO_2 の目標を 88～92% として慎重にモニタリングする。

呼吸状態が悪ければ、高流量鼻カニュラ酸素療法（HFNC）や非侵襲的陽圧換気（NPPV）、さらに気管挿管・侵襲的陽圧換気（IPPV）の可能性を念頭に、人と物の準備をする。

☑ 静脈路確保

蘇生や薬剤投与に必要である。

☑ 姿勢

COPD・喘息では臥位で症状が増悪するため、坐位や患者が最も楽な姿勢を取らせる。

☑ COPD

増悪時の薬物療法として「ABC アプローチ」が知られている。
・Antibiotics：抗菌薬
・Bronchodilator：気管支拡張薬（短時間作用性 β_2 刺激薬）
・Corticosteroid：ステロイド

☑ 喘息

症状に応じた治療のステップアップが推奨されている[3]。

- ・短時間作用性 β₂刺激薬吸入
- ・ステロイド全身投与
- ・短時間作用性抗コリン薬吸入

救急ナースはこう動く！

→ 酸素投与をためらわない。投与開始後もバイタルサインや呼吸状態をモニタリングして、適切な流量に調整する。

→ 静脈路を確保し薬剤投与に備える。

→ 吸入の準備をする。

ミニ症例で実際の動き方をチェック！

CASE

80 代男性　呼吸困難を主訴に夜間の救急外来をウォークイン受診

救急ナース（以下 Ns）が様子をみると、娘と一緒に待合室まで何とか歩いて来たが、肩で息をしており長文は話せない。**頻呼吸、B（呼吸）の異常を認識した Ns は、車いすで初療室へ案内し、バイタルサインの測定とモニタリングを開始**した。

体温 38.2℃、SpO₂ 82%、呼吸数 30 回 /min、血圧 140/85mmHg、脈拍数 110 回 /min。聴診器を当てなくても呼気にヒューヒューという喘鳴が聞こえた。**SpO₂ 低下・呼吸数増加を認めるため、リザーバーマスク 10L/min で酸素投与を開始しながら、救急医（以下 Dr）へ呼吸不全の患者がいることを連絡**した。患者は「寝ると苦しい」と言うので、**ストレッチャーの背もたれを起こし坐位にした**。

娘に「以前に同様の症状があったか」を尋ねると、既往に COPD があり呼吸器内科に通院中であり、前日から熱が出て普段より咳や痰が増えてきたとのことだった。また、普段の SpO₂ は 90％前後だが、夜になって 85％近くまで低下したため、連れてきたということだった。モニターを確認すると SpO₂ 98％ まで上昇しており、**「COPD の既往があるので SpO₂ 90％前後を目標にしよう」と考え酸素流量を調整**した。

Ns が**血液検査と静脈路確保の準備**を進めていたところ、Dr が駆けつけた。**聴取した病歴を伝え**

ると、Dr は並行してカルテを確認し「COPD の患者さんですね。熱や咳・痰の症状があって、感染契機の増悪の可能性が高そうだ。酸素投与ありがとう。胸部 X 線を撮影して吸入もオーダーします」と指示した。Ns は**診療放射線技師に連絡**し、ポータブルで胸部単純 X 線を撮影。Dr が画像を確認する間に、**β_2刺激薬吸入を準備**した。Dr は「気胸はないですね。右下肺野に浸潤影があって肺炎かもしれない」と言いながら、動脈血を採取し、血液ガス分析、血算・生化学、血液培養検査を提出した。

Ns が**確保した静脈路**から抗菌薬、ステロイドの投与が開始され、肺炎を契機とした COPD 増悪として入院となった。超音波検査で心不全や肺塞栓を疑う所見はなく、12 誘導心電図でも以前と著しい変化がないことが確認された。

[引用・参考文献]
1) 日本救急医学会監修. 救急診療指針 改訂第 6 版. 東京, へるす出版, 2024, 265-70, 412-8.
2) 日本呼吸器学会. 呼吸器の病気 C. アレルギー性肺疾患. https://www.jrs.or.jp/citizen/disease/c/c-01.html (accessed 2025-01-08)
3) 日本アレルギー学会喘息ガイドライン専門部会監修. 喘息予防・管理ガイドライン 2021. 東京, 協和企画, 2021, 274p.

(植島 翔・後藤 縁)

2 心不全

疾患を疑うポイントをチェック！

☑ 呼吸苦、労作時息切れ、酸素化低下

心不全の典型的な症状である。必ずしも慢性ではなく、心疾患が指摘されているとも限らない。臥位で症状が悪化するため、患者は坐位や半坐位を好む。

☑ 著明な高血圧

就寝後に呼吸苦を呈し、著明な高血圧を伴っている患者は大なり小なり心不全を合併している。ただし、「高血圧＝心拍出が保たれている」ということではない。血圧は血流ではないため、低左心機能でも血管抵抗が高ければ高血圧になりうる点を理解し、安易な降圧に注意すべきである 図1 。

☑ 下腿浮腫

心不全では体液貯留を反映しているが、高齢者は低アルブミン血症としての下腿浮腫を合併していることも多い。皮膚の緊満による疼痛や足が重くなることによる歩行困難の原因となりうる。感染をき

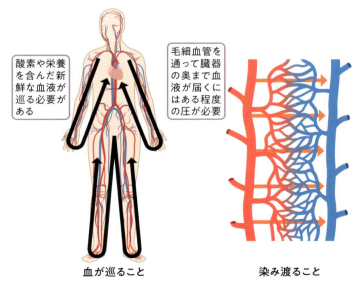

図1 循環とは

たすと血流のうっ滞が生じて治癒しにくくなる。

急激な高血圧をきっかけとした心不全では体液貯留が乏しい場合もある。

✅ 末梢冷感

急性心不全では、呼吸苦による交感神経亢進でも冷感を生じうる。一方で低心拍出症候群（low output syndrome；LOS）に陥っている場合も循環不全による四肢末梢の冷感をきたすため、心機能が保たれているかどうかを必ず把握すべきである。

✅ wheeze

心不全の典型的な聴診所見の1つである。喘息として治療されていることも多い。急性心不全、気管支喘息発作、COPD急性増悪はいずれもwheezeをきたしうる疾患であり、鑑別が難しい場合があることも知っておくべきである。

✅ 意識障害

心不全患者で意識障害をきたしている場合は、基本的に低血圧、低酸素、CO_2貯留、電解質異常のいずれかが原因である。ただし、腎不全や糖尿病を併せもっている患者も多く、実際の鑑別は多岐にわたる。

疾患の機序これだけチェック！

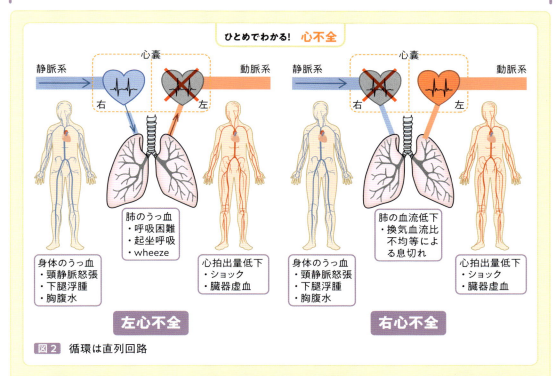

図2　循環は直列回路

　心不全は心機能障害によって体液貯留や臓器虚血をきたすものである。体液貯留と臓器虚血のどちらが主体かは患者によって異なる。

　問題が生じている部位より手前の血流は停滞し、体液が貯留する。そのため右心不全は全身の浮腫が主体だが、左心不全では肺水腫と右心不全の両者が出現しうる。重篤化すれば右心不全、左心不全ともに心拍出が低下し臓器虚血をきたしうる。

　うっ血の有無（dry & wet）と低灌流の有無（warm & cold）を身体診察で判断するNohria-Stevenson分類は、治療方針決定に有用である。

初期対応時の動き方をチェック！

検査

☑ 心電図検査

ST上昇型急性心筋梗塞による急性心不全では、緊急カテーテル検査・治療が検討される。心房細動にまぎれてST変化を見逃すことがあるため、注意が必要である。

☑ 採血検査、血液ガス分析

①呼吸性アシドーシス、②乳酸値、③腎不全などの代謝性アシドーシス、④貧血、⑤電解質異常をチェックする。頻呼吸にもかかわらずCO_2が基準値である場合はII型呼吸不全合併と解釈する。

乳酸値の上昇自体は努力呼吸でも生じうるが、LOSにおいても上昇するため、乳酸値が上昇している心不全は要注意である。採血ではBNPや甲状腺を確認する。

☑ 超音波検査（心エコー、肺エコー）

そもそも心不全であるかどうかを確認する。心エコーでは収縮能、壁運動異常、弁膜症、胸水および下大静脈（IVC）の緊満感を確認する。肺エコーで肺水腫を確認する。

☑ 胸部X線検査

肺水腫を確認する。肺炎の合併も珍しくはないため、併せて確認を行う。片側のみの大量胸水を認める場合は、がん性胸膜炎や膿胸などの他疾患が懸念される。

救急ナースはこう動く！

→ 心電図でST上昇を見落とさない。
→ 血液ガスでアシドーシスと乳酸値は必ずチェック。
→ 心不全でエコーは必須。すぐに使えるよう近くに置いておく。

初療

常に Airway（気道）、Breathing（呼吸）、Circulation（循環）の ABC を安定化させることが最優先であるが、心不全で Airway が問題となることはまれであるため、ここでは割愛する。

☑ 換気（B）

酸素投与をためらう理由はない。リザーバーマスクでも改善が乏しい呼吸不全や CO_2 貯留を認める場合、NPPV（非侵襲的陽圧換気）を気軽に使用してよい。気胸をあらかじめ除外しておくほうが無難であるが、状態の切迫度合いによっては画像検査前に装着し、事後に速やかに除外することも許容される。

☑ 循環（C）

血圧低値の場合は、ショックを懸念して対応すべきである。いかなるショックにおいてもまず行うのは最低限の輸液負荷であるが、心原性ショックでは強心薬による薬剤的なサポートや、大動脈内バルーンパンピング（intra-aortic balloon pumping；IABP）などの機械的サポートが必要となる場合がある。

☑ 治療方針が変わる所見をチェック

収縮期駆出性雑音は必ずチェックし、硝酸薬などの血管拡張作用により容易に循環が破綻する Severe AS（重度の大動脈弁狭窄症）の可能性を評価する。激烈な B と C の異常を伴う急性心不全では汎収縮期雑音に注意する。汎収縮期雑音があれば急性僧帽弁閉鎖不全症および心室中隔穿孔が懸念され、体外循環による全身管理と心臓血管外科手術を要する可能性がある。

救急ナースはこう動く！

→ 診断より ABC の安定化。 迷ったときは NPPV を装着する。

→ 新規の低血圧を許容しない。 乳酸値が高いなら必ずフォローする。

→ 激烈な B と C の異常は現場を混沌とさせる。 心雑音だけがカギになるときもある。

ミニ症例で実際の動き方をチェック！

CASE

75歳男性　深夜に急激に息苦しくなって救急搬送

　深夜2時、トイレに起きた後に急激に息苦しくなり救急要請。救急隊によるとバイタルサインは心拍数115回/min、血圧190/110mmHg、SpO$_2$ 70%（room air下）→ 85%（リザーバーマスク10L/min酸素投与下）、呼吸数40回/min、体温36.2℃。下腿浮腫あり。

　高血圧、脂質異常症の既往がある。

　搬送前の準備として、**心電図、超音波検査、ポータブル胸部X線、ルート採血、尿道カテーテル、NPPVの準備**を行う。

　搬送後は**坐位の状態を維持**し、**モニター装着とバイタルサインの測定**を行い、**酸素流量の調整やショックの有無を判断**する。この際に**末梢冷感と下腿浮腫をチェック**しておくとよい。

　次に1号液もしくはブドウ糖液での**ルート確保・採血**を行う。**心電図で心筋虚血・不整脈を評価**し、**胸部X線画像で肺水腫や胸水貯留を確認**する。血液ガスで迅速に状態を確認するが、**静脈血液ガスと動脈血液ガスのどちらで行うかは担当医と相談して決める**。

　その後、**胸部の聴診を行い、ASが示唆されないか確認**する。**心臓超音波検査の結果を共有**してもらい、**硝酸薬による血管拡張を行うか、強心作用が必要か、利尿薬単独でよいかを確認**する。

　肺エコーもしくは胸部X線検査で心不全の診断となれば、**血液ガスの結果と併せてNPPVを装着するかどうか確認**する。

　さらに、尿道カテーテルを留置する。心不全が確定し、病棟へ移動するまでは状態変化（酸素化低下、意識障害、血圧低下など）が生じうるため、**定期的な状態確認**を行う。利尿薬の反応が乏しい場合には追加投薬などが考慮されるため、**1時間尿量などを担当医に適宜報告**する。

［引用・参考文献］

1) Masip, J. et al. Indications and practical approach to non-invasive ventilation in acute heart failure. Eur Heart J. 39 (1), 2018, 17-25.
2) Kurmani, S. et al. Acute Heart Failure: Definition, Classification and Epidemiology. Curr Heart Fail Rep. 14 (5), 2017, 385-92.
3) Bloom, JE. et al. State of Shock: Contemporary Vasopressor and Inotrope Use in Cardiogenic Shock. J Am Heart Assoc. 12 (15), 2023, e029787.

（仁平敬士）

3 肺炎

疾患を疑うポイントをチェック！

☑ 酸素化低下、頻呼吸

　発熱、咳嗽・喀痰などは感冒でも生じる所見であるが、バイタルサインの異常がある場合には感冒ではなく肺炎である可能性が高い。$SpO_2 < 90\%$ の場合には酸素投与を開始するべきである。**頻呼吸は軽視されがちな所見であるが、低酸素血症より感度・特異度が高いとの報告がある** 図1 [1]。また、敗血症のスクリーニングツールとして使用される qSOFA にも呼吸数は含まれており、必ず確認するようにしたい。

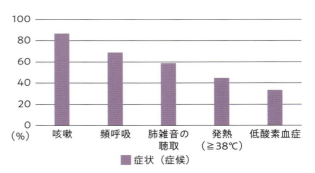

図1　肺炎と症状の割合（文献1より作成）

☑ 発熱

　肺炎は救急外来における発熱の原因として common な疾患の1つだが、発熱がないほうが肺炎は重症であるという報告もあり [2]、**発熱がないからといって肺炎を否定できるわけではないことに注意**する。

☑ 咳嗽・喀痰

　咳嗽・喀痰といった下気道症状は肺炎に典型的な所見である。肺炎と結核の鑑別は困難なことも

多いが、特に血痰や2週間以上長引くような喀痰・咳嗽では結核の可能性は念頭に入れる必要があり[3]、必要に応じて空気感染予防を実施すべきである。また、結核の既往がないかや、そのほかの感染症も考慮し渡航歴も併せて問診したい。

☑ 胸痛

肺炎の炎症が胸膜に波及した場合、吸気時に胸痛をきたすことがある。

☑ その他

重症例では、意識障害やショックを起こしうる。倦怠感、体動困難、食欲不振といった非特異的な全身症状を起こすことも珍しくない。また、肺炎らしさを予測するツールとして、Diehrの肺炎予測ルール 表1 [4] も引き出しとして知っておくとよい。

表1 Diehr の肺炎予測ルール（文献4より作成）

症状	点数
鼻汁	-2 点
咽頭痛	-1 点
寝汗	1 点
筋肉痛	1 点
喀痰が1日中持続	1 点
呼吸数 > 25 回 /min	2 点
体温 ≧ 37.8℃	2 点

合計点数	肺炎の可能性
-3 点	0%
-2 点	0.7%
-1 点	1.6%
0 点	2.2%
1 点	8.8%
2 点	10.3%
3 点	25.0%
4 点	29.4%

症状の合計点数から肺炎らしさを見積もることができる

疾患の機序これだけチェック！

『成人肺炎診療ガイドライン2024』では、肺炎とは「肺実質（肺胞領域）の、急性の、感染性の、炎症」と定義されている[5]。起因菌は接触、飛沫、エアロゾルとして鼻咽頭を介して下気道・肺胞に侵入し、感染するのが一般的である。感染すると、炎症細胞の浸潤や毛細血管の拡張によって肺胞内に浸出液が充満する。その結果、喀痰が増加したり、肺胞と血管のガス交換が障害されたりすることで呼吸不全が生じる[1,6]。

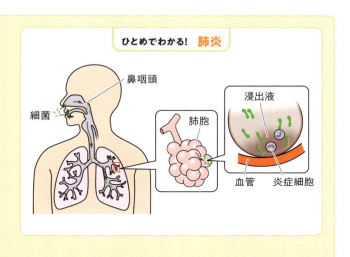

ひとめでわかる！ 肺炎

初期対応時の動き方をチェック！

検査

☑ 動脈血液ガス分析

肺気腫や喘息などの既往があるとき、換気障害があると予測される場合は、動脈血液ガスを測定し$PaCO_2$も併せて評価する。

☑ X線・CT検査

肺炎の確定診断には画像検査を行う。呼吸状態が不安定な症例では、まずはベッドサイドで簡便に行えるポータブルX線で代用し、呼吸状態が安定してから検査室に移動するとよい。

☑ 培養検査

　血液培養は重症例や入院症例、免疫不全のある患者などで採取する。喀痰培養は重症度の有無を問わず、抗菌薬治療のために必須である[5]。なお、唾液の少ない検体が適している。

☑ 迅速検査

　昨今の情勢から、COVID-19 の可能性がある場合は必要に応じて抗原・PCR 検査を行う。尿中抗原検査（肺炎球菌、レジオネラ）や咽頭ぬぐい液抗原検査（マイコプラズマ）も迅速な起因菌同定につながることがあり、有用である。

> **救急ナースはこう動く！**
>
> → 吸痰や喀痰培養、COVID-19 の検査などは看護師が行うことも多い。症状だけでは COVID-19 や結核といった疾患との鑑別が難しいことも多く、こうした疾患の可能性がある症例では、N95 マスクの装着や陰圧室の利用を考慮する。

初療

☑ 呼吸状態の安定化

　投与したい酸素量に応じて、デバイスを選択する必要がある。鼻カニュラは 1〜5L、マスクは 5〜8L、リザーバーマスクは 8〜15L の酸素投与が可能である[7]。

　これらで呼吸状態が安定しない場合は、HFNC（high flow nasal cannula）や NPPV、さらには挿管・人工呼吸を考慮する。

　意識障害やショック、CO_2 貯留がある場合には、酸素化が維持できていても挿管や人工呼吸を考慮する必要があり、酸素化以外の評価も併せて判断する必要がある。

☑ 抗菌薬投与

　肺炎の診断がつけば培養検査を提出し、早期に抗菌薬の投与を行う。

> **救急ナースはこう動く！**
>
> → 4L の酸素投与なのにリザーバーマスクを使用するなど、デバイスと酸素投与量の組み合わせが不適切になっていないか注意する。
>
> → 自力排痰できない患者では、救急車内での SpO_2 が低値であっても吸痰によって一気に改善する場合がしばしばある。吸痰操作がかえって悪影響を及ぼさないか考慮が必要ではあるが、聴診器なしでも喉元からゴロゴロ音が聞こえるような場合には試してみる価値は高い。

2 章　呼吸困難

ミニ症例で実際の動き方をチェック！

CASE

70 歳男性　数日前からの発熱・咳嗽→呼吸困難で救急搬送

　数日前から発熱や咳嗽が出現し、呼吸困難が生じたため救急要請した。来院時、SpO$_2$ 88％（マスク 6L/min 酸素投与下）、呼吸数 30 回 /min だった。

　リザーバーマスク 15L に変更すると、SpO$_2$ 92％程度になった。ポータブル X 線検査で肺炎と診断し、培養検査と抗菌薬投与を行った。

　以前も肺炎で挿管歴があり、「死んでも二度と挿管はしたくない」との発言がカルテに記載されていた。医師が家族も交えて患者と相談したが、やはり「挿管は絶対にしたくない」とのことであったため、患者の意思を尊重して挿管せずに HFNC を使用してみたところ、SpO$_2$ 95％程度、呼吸数 25 回 /min 程度に改善した。A-DROP 表2 は 3 点であるが、HFNC を要する呼吸状態を勘案し、HCU 入室となった。

この症例のナーシングポイント

　入院するかの判断に使用されるスコアとしては A-DROP が有名であり、患者の disposition（入院 or 帰宅）決定の参考になる。ただ高齢者や基礎疾患がある場合には、必要に応じて入院閾値を下げる必要はある。

　また、誤嚥性肺炎を繰り返している患者や慢性疾患で通院している患者の中には、状態が悪化した際に気管挿管や人工呼吸を行うかどうかをすでに話し合っている場合がある。救急搬送時には呼

表2　A-DROP（文献 5 より改変）

A	Age	男性 70 歳以上、女性 75 歳以上	1点
D	Dehydration	BUN21mg/dL 以上または脱水状態	1点
R	Respiration	SpO$_2$ ≦ 90％（PaO$_2$ ≦ 60Torr）	1点
O	Orientation	意識変容	1点
P	Pressure	収縮期血圧 90mmHg 以下	1点

0点	軽症	外来
1〜2点	中等症	外来または入院
3点	重症	入院
4〜5点	超重症（敗血症性ショック）	ICU 入室

Emer-Log 2025年 春季増刊

吸状態が不安定で、意思表示できない患者も多いため、可能であれば事前に過去のカルテをチェックしたい。

　さらに、カーテンで周囲と区切ったりいすを準備したりして、家族とともに治療方針を相談できる場所をセッティングすることや、医師からの説明を患者や家族が適切に理解できているか確認することも大切である。

［引用・参考文献］

1）　Vaughn, VM. et al. Community-Acquired Pneumonia: A Review. JAMA. 332 (15) , 2024, 1282-95.
2）　Waterer, GW. et al. Delayed administration of antibiotics and atypical presentation in community-acquired pneumonia. Chest. 130 (1) , 2006, 11-5.
3）　日本結核・非結核性抗酸菌症学会教育・用語委員会. 結核症の基礎知識 改訂第 5 版 . 2021.
　　　https://www.kekkaku.gr.jp/medical_staff/（accessed 2025-01-17)
4）　Diehr, P. et al. Prediction of pneumonia in outpatients with acute cough--a statistical approach. J Chronic Dis. 37 (3) , 1984, 215-25.
5）　日本呼吸器学会 成人肺炎診療ガイドライン 2024 作成委員会編. 成人肺炎診療ガイドライン 2024. 東京，メディカルレビュー社，2024，236p
6）　Torres, A. et al. Pneumonia. Nat Rev Dis Primers. 7 (1) , 2021, 25.
7）　小尾口邦彦. こういうことだったのか !! 酸素療法. 東京，中外医学社，2017，7-70.

（山下純平・東 秀律）

気胸

疾患を疑うポイントをチェック！

☑ 胸痛を伴う呼吸困難

突然発症する胸痛を伴う呼吸困難の患者の場合、気胸を考える。また、胸痛の場所はさまざまで、背部痛や前胸部痛だけでなく、肩の痛みを主訴として来院するケースもある。

☑ 咳嗽

持続する咳嗽を主訴とする気胸患者も存在する。感冒症状、上気道症状を伴わず、咳嗽も湿性ではなく乾性咳嗽であることが多い。

☑ 患者背景

気胸は原発性自然気胸と続発性自然気胸に分類されるが、前者の患者は15〜25歳、男性、痩せ型、高身長という特徴を示すことが多い。後者は、重喫煙歴や背景疾患として肺気腫や間質性肺炎などを伴う場合が多い。

☑ 酸素飽和度の低下

気胸は肺虚脱の程度により、Ⅰ度気胸（軽度）、Ⅱ度気胸（中等度）、Ⅲ度気胸（高度）に分けられる 図1 。Ⅱ度気胸以上の場合、酸素飽和度（SpO_2）が94％前後となっている場合がある。続発性自然気胸の場合には SpO_2 が90％を下回る場合もあり、酸素吸入が必要となる。

Ⅰ度（軽度）	肺尖が鎖骨レベルまたはそれより頭側にある
Ⅱ度（中等度）	肺尖が鎖骨より尾側にあり、外側にもエアースペースを認める
Ⅲ度（高度）	完全に肺が虚脱している、またはそれに近いもの

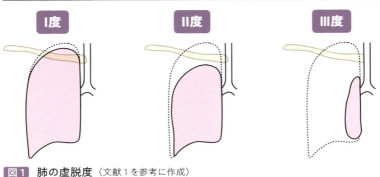

図1 肺の虚脱度（文献1を参考に作成）

☑ 頸静脈の怒張、意識障害、ショック状態

　完全に肺が虚脱すると緊張性気胸の状態となり、強い呼吸困難とともに頸静脈の怒張がみられる場合がある。急激に発症した緊張性気胸、外傷による両側性気胸では意識障害、ショック状態を呈する場合もある。

疾患の機序これだけチェック！

　気胸は、何らかの原因で突然、臓側胸膜に穴があき、肺内の空気が胸腔内に漏れることによって肺が虚脱した状態である。

　多くの場合、肺嚢胞（ブラ）の破裂が原因となるが、外傷の場合には肋骨骨折などで臓側胸膜が損傷して肺が虚脱する。

　胸腔内は通常－5cmH$_2$O 程度の陰圧となっているが、気胸を発症すると陽圧となり、さまざまな症状が生じる。

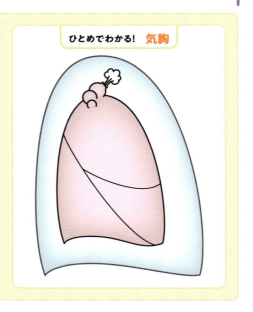

ひとめでわかる！ 気胸

2章　呼吸困難

初期対応時の動き方をチェック！

検査

☑ 心電図検査、酸素飽和度の測定

サチュレーションモニターを装着し、SpO_2 を測定する。SpO_2 の低下がみられた場合には、酸素吸入を開始する。また、心電図モニターを装着し、頻脈になっていないかも確認する。

☑ ベットサイドでの検査

聴診では罹患側の呼吸音の減弱、胸壁エコーではスライディングサインの消失などが認められる場合がある。

☑ 胸部 X 線検査

患者が移動可能な場合には、立位、吸気・呼気での胸部 X 線検査を行う。呼吸困難が強く移動が困難な場合にはポータブル撮影を行う。

☑ 胸部 CT 検査

胸部 CT 検査は、X 線検査では発見困難な微量の肺虚脱や癒着の程度などが検査可能である。また、皮下気腫、縦隔気腫、肋骨骨折などの描出に優れる。

☑ 動脈血液ガス分析

意識障害やショック状態を伴う気胸の場合には行ってもよいが、通常の気胸であればまず不要である。

救急ナースはこう動く！

→ まずは、サチュレーションモニターを装着し、SpO_2 を測定する。必要であれば酸素吸入を行うが、通常は 3L 鼻カニュラで十分である。

→ 呼吸困難が強く臥位になれない患者は坐位とする。バイタルサインの確認後、胸部 X 線検査を行うが、移動できる場合は立位、移動できない場合にはポータブル撮影をオーダーする。

→ より精密な検査が必要な場合には、胸部 CT 検査を考慮する。

Emer-Log 2025年 春季増刊

初療

☑ 脱気療法

　気胸は肺が虚脱することによって胸痛・呼吸困難が生じるため、症状を改善するためには肺を拡張する必要がある。ⅠからⅡ度気胸で症状がある場合には、まず脱気療法を行う。肺の癒着の有無にもよるが、基本的には中腋窩線第5肋間に局所麻酔を施行し、16〜18Gのエラスター針を使用して脱気する。脱気の目処は500mL以上となる。脱気後は必ず胸部X線検査を行う。

☑ 胸腔ドレナージ

　症状が強いⅡ度気胸、Ⅲ度気胸は胸腔ドレーンを挿入後、入院治療となる。原発性自然気胸に対しては18Fr、続発性自然気胸の場合には20Frの胸腔ドレーンを挿入する場合が多い。それ以上の太い胸腔ドレーンを挿入する必要はない。

　胸腔ドレーンは脱気と同様に中腋窩線第5肋間から挿入する。この部位には前鋸筋しかなく、ドレーンの挿入が容易で、疼痛も少ないためである。胸腔内に癒着がある場合には、X線透視下でドレーンを挿入すると安全である。

救急ナースはこう動く！

→ 脱気または胸腔ドレーン挿入に必要な局所麻酔薬、メス、ペアン、胸腔ドレーン、接続チューブ、持続吸引器を用意する。

→ 胸腔ドレーン挿入中は、麻酔時の痛み、胸膜への刺激によって血管迷走神経反射を起こす患者もいるため、常に患者の状態をチェックする。

ミニ症例で実際の動き方をチェック！

CASE

21歳男性　突然の右胸痛で呼吸困難になり救急搬送

　特記すべき既往症なし。数日前から前胸部に違和感を認めていた。起床時に突然の右胸痛があり、その直後から呼吸困難が出現した。徐々に呼吸困難が増悪し、歩行困難となったために救急要請した。

来院時、SpO₂ は 94%、呼吸困難のため臥位となれず、坐位で搬送。

> **この場面でのナーシングポイント**

既往のない、若年男性の突然の胸痛と呼吸困難であることから気胸が考えられる。
- → バイタルサインの測定とモニタリングを開始。特に SpO₂ の数値次第では、酸素の投与を考える。
- → 処置の際の血管迷走神経反射に備え、念のため、生理食塩水で末梢静脈ラインを確保しておく。

バイタルサインを測定したところ、SpO₂ が 94% と低下していた。呼吸困難で臥位になれないために坐位を保持し、鼻カニュラ 2L で酸素投与を開始。SpO₂ は 98% まで回復した。

> **この場面でのナーシングポイント**

- → 胸部 X 線検査を予定する。移動できるなら車いすで移動して胸部 X 線検査を行い、移動が困難な場合にはポータブル撮影をオーダーする。
- → 気胸の診断確定後、保存的に経過をみるか、脱気療法を行うか、胸腔ドレーンを挿入するか判断する。
- → 脱気、胸腔ドレーン挿入の場合には、同意書取得の準備をする。1%リドカイン（キシロカイン®）、消毒薬、オイフ、メス、ペアン、エラスター針または胸腔ドレーンなど、必要物品を用意する。

ポータブル胸部 X 線検査を行った結果、右肺が完全に虚脱しており、縦隔偏位もみられた 図2 。右緊張性気胸の診断のもと、胸腔ドレーンを挿入する方針となり病棟へ入院。その後症状が改善した 図3 。

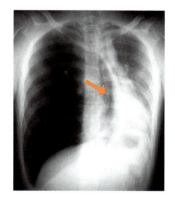

図2 右緊張性気胸
右Ⅲ度気胸と縦隔偏位（→）を認める。

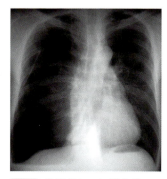

図3 胸腔ドレーン挿入後
縦隔偏位が改善。

この場面でのナーシングポイント

→ 救急外来で胸腔ドレーンを挿入するか、X線透視下で胸腔ドレーンを挿入するか確認。

→ 胸腔ドレーン挿入後、持続吸引器と胸腔ドレーンを接続する。その際、陰圧をかけるか、圧をかけずに水封で管理するかを医師に確認する（多くの場合は持続吸引を開始せずに水封管理とする）。

→ 気胸の左右の確認。

→ 処置による血管迷走神経反射の発生に十分に注意を払う。

→ ドレーン挿入後、胸部X線検査を再度行い、ドレーンが胸腔内に挿入されていることを確認する。

→ バイタルサインの測定。

[引用・参考文献]

1) 日本気胸・嚢胞性肺疾患学会編. 気胸・嚢胞性肺疾患規約・用語・ガイドライン 2009 年版（第 2 版）. 東京, 金原出版, 2009, 60p.

2) MacDuff, A. et al. Management of spontaneous pneumothorax: British Thoracic Society Pleural Disease Guideline 2010. Thorax. 65（Suppl2）, 2010, ⅱ 18-31.

（江花弘基）

2章 呼吸困難

5 息苦しさは どこから来るのか？
～頻回受診者の呼吸苦について～

「息が苦しい」という主訴で今まで何度も受診している30代女性。「どうせまたメンタルでしょ？」と思ったことはないだろうか。その思い込み（バイアス）は危険である。しっかり評価をしたことがあるのか、本当にいつもと同じなのか。本項では、バイアスがかかり、見落としがちな、頻回受診者の呼吸苦について解説する。

「息が苦しい」とは？

呼吸困難関連の主訴は救急外来受診患者の9%を占めている[1]。「息が苦しい」といった症状は、あくまでも患者の主観的な表現であり、必ずしも酸素飽和度（SO_2）や動脈血酸素分圧（PaO_2）の低下などといった結果として現れるものではない。息が苦しいという感覚はほかにも「呼吸ができない」「喉が詰まる感じがする」「息が切れる」などと表現されることもある 表1 。

息苦しさと併存する訴えとして倦怠感や食欲低下、抑うつ、不眠などの症状があり、「息苦しさ」とは多様な生理的・精神的・社会的・環境的因子など、さまざまな相互作用の結果、生じるものである。

表1 息苦しさの表現方法の例

- 息が切れる
- 息が吸えない
- 動悸がする
- 呼吸が速くなる
- 喉が詰まる感じがする
- 胸が締め付けられる
- もっと息がしたい

「息苦しさ」の原因とは？

息苦しさの原因は、多岐にわたる。酸素飽和度が低下する「呼吸不全」の原因となるCOPDや喘息、心不全、肺炎などの症状を息苦しさとして自覚することもある。これらの疾患については身体所見や検査結果から、ある程度診断をつけることは可能である。

ただ、救急外来において息苦しさを主訴に受診した患者の症状の原因をすべて診断することは難しい。患者が息苦しさを訴えるからといって、原因が肺や心臓にあるとは限らない。前述したように息苦しさはあくまでも患者の主観的な表現であり、時には消化器疾患の症状として息苦しさを訴える場合もある。しかしながら、息苦しさを訴えられても何の異常も発見できないということはしばしばあり、原因不明の息苦しさを主訴に何度も救急外来を受診することも珍しくはない。

では、診断のつかない息苦しさの原因としては何があるのだろうか。

Emer-Log 2025年 春季増刊 65

診断に苦慮する「息苦しさ」の原因とは?

　息苦しさが主訴で来院した患者に対しては経皮的動脈血酸素飽和度（SpO_2）を含めたバイタルサインの測定、血液検査、胸部X線検査、動脈血液ガス分析などを行うだろう。本章の前項までで取り上げてきたような疾患は、息苦しさの原因として臨床で遭遇する機会も多く、鑑別診断の上位にあがってきやすい。

　しかし、検査で異常が指摘できず帰宅となった場合、その後も症状が持続し頻回に救急外来を受診することとなる。診断に苦慮する症例に関しては、息苦しさ以外の随伴症状を問診すると同時に、原因が心臓や肺以外にある疾患を改めて考える必要がある 表2 。

● 甲状腺機能亢進症

　甲状腺機能亢進症は、甲状腺ホルモンの産生・分泌が亢進するために、甲状腺ホルモン作用が過剰な状態となる。甲状腺機能亢進症で最も多い疾患はバセドウ病である[2]。息苦しさ以外に動悸、息切れ、全身倦怠感、体重減少などの症状を認めた際には、甲状腺機能亢進症を疑う。眼球突出や甲状腺腫大などがないかも同時

に確認する。検査としては血液中のFT4、TSHの測定と甲状腺エコーを行い、確定診断を行う。

● 神経筋疾患（重症筋無力症、ALS、ギラン・バレー症候群など）

　ギラン・バレー症候群や重症筋無力症など、骨格筋を動かしづらくなる病気があると、胸郭や横隔膜を動かすことが困難となるため、息苦しさを症状として自覚する。随伴症状としては体重減少や筋力低下、倦怠感などがあるが、神経筋疾患の初発の症状が息苦しさとして現れることもある。確定診断に至る検査には血液検査や筋電図検査、神経伝導速度検査などがあるが、まずは随伴症状も含めた病歴聴取が重要となる。

● 心理的要因（過換気症候群、不安障害、パニック発作など）

　「息苦しい」という頻回受診者のうち、一定数は心因性であることも事実である。慢性の息苦しさで各検査にて器質的疾患を示唆する所見が認められない場合、投薬で症状の改善がない場合、明確な心理的要因がある場合、症状が間欠的である場合などは心因性を疑う。心因性の

表2 息苦しさの原因となる鑑別疾患の代表例

原因	疾患
上気道	気道異物、アナフィラキシー、急性喉頭蓋炎
胸腔	気胸、胸水貯留
肺	肺炎、急性呼吸窮迫症候群（ARDS）、喘息、COPD増悪
心臓／血管	心不全、心筋梗塞、肺血栓塞栓症
神経筋疾患	重症筋無力症、筋萎縮性側索硬化症（ALS）、ギラン・バレー症候群
心理的要因	過換気症候群、不安障害、パニック発作

息苦しさの鑑別としては過換気症候群、不安障害などが挙げられる。過換気症候群は若年女性に多く、人口の 6〜11% でみられる非常に一般的な病態である[3]。患者は不安が強いため、呼吸困難感や息苦しさを症状として自覚する。そのほかの症状として、胸痛や胸部圧迫感、動悸を訴えることがあり、手足のテタニーを認めることもある。

　低酸素や呼吸不全を伴う場合には他疾患との鑑別が必要ではあるが、過換気症候群が症状の原因として疑われた場合には、原因について評価する必要がある。心理的な要因や何らかの疼痛、内科的疾患が隠れていないかなども確認する。また帰宅可能な場合でも、次回発作時の対応を指導したり、場合によっては精神科につなげたりするなどのアプローチが必要となる。

まとめ

・息苦しさを主訴に救急外来を受診する患者は多いが、息苦しさはあくまでも主観的なものであり、原因となる疾患はさまざまである。
・頻回に呼吸苦を主訴に受診する患者には随伴症状がないかを問診することが重要であり、幅広く鑑別診断を想起して診断・治療に結びつける必要がある。

[引用・参考文献]

1）Centers for Disease Control and Prevention（CDC）. National Hospital Ambulatory Medical Care Survey: 2018 Emergency Department Summary Tables. https://www.cdc.gov/nchs/data/nhamcs/web_tables/2018-ed-web-tables-508.pdf（accessed 2024-12-26）

2）Wémeau, JL. et al. Graves' disease: Introduction, epidemiology, endogenous and environmental pathogenic factors. Ann Endocrinol. 79（6）, 2018, 599-607.

3）Pfortmueller, CA. et al. Primary hyperventilation in the emergency department: A first overview. PLoS One. 10（6）, 2015, e0129562.

（小林海里・竹内慎哉）

緊急性をスピードチェック！ 季節でよく出合うマイナーエマージェンシー

熱中症

よく出合う季節

⚠ こんなときはすぐに報告・対応

- ☑ 夏になると、熱中症の患者がいつ運ばれてきても不思議ではない。労働やスポーツをしているときだけでなく、日常生活においても熱中症が発症することに注意が必要である。
- ☑ 熱中症が疑われる患者が来たら、意識レベルと体温を確認すべきである。腋窩温が40℃以上で意識レベルが悪い場合は、熱中症重症度分類のqⅣ度に該当するので、必ず膀胱温か直腸温（深部体温）を測定する。
- ☑ 熱中症の臨床症状について、悪心・嘔吐、こむら返り、めまい、脱力、呼吸苦、頭痛に重点を置いて、アナムネ（anamnese）を聴取しながら、点滴で水分補給をする。
- ☑ 深部体温が40℃以上の場合、早急に体温を下げる必要があるので、Active Coolingの準備を進める。Active Coolingの方法（冷水浸水、蒸散冷却、胃洗浄など）は、それぞれで異なるため、事前に医療スタッフの間で手順を確認しておく必要がある。

⚠ こんなときはしばらく観察

- ☑ 水分補給やActive Coolingで症状が改善していくかを、十分に観察する。意識レベルが悪くても、深部体温が38℃ぐらいまで下がると、意識レベルが回復してくる。
- ☑ 全身状態が回復しない場合は、熱中症以外の病気（感染症や脳出血）が隠れている場合がある。熱中症の治療をしながら、頭部CTや血液培養の検査もして、どちらに対しても必要な治療や検査を進めていく。

[引用・参考文献]
1) 日本救急医学会熱中症および低体温症に関する委員会. 熱中症診療ガイドライン2024. https://www.jaam.jp/info/2024/files/20240725_2024.pdf（accessed 2025-01-08）

（神田 潤）

3章

胸痛

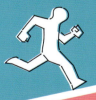

Dr. 舩越 Presents

主訴別にチェック！
救急外来のよくある疾患＆見逃したらヤバイ疾患一覧図

主訴 胸痛から疑われる疾患

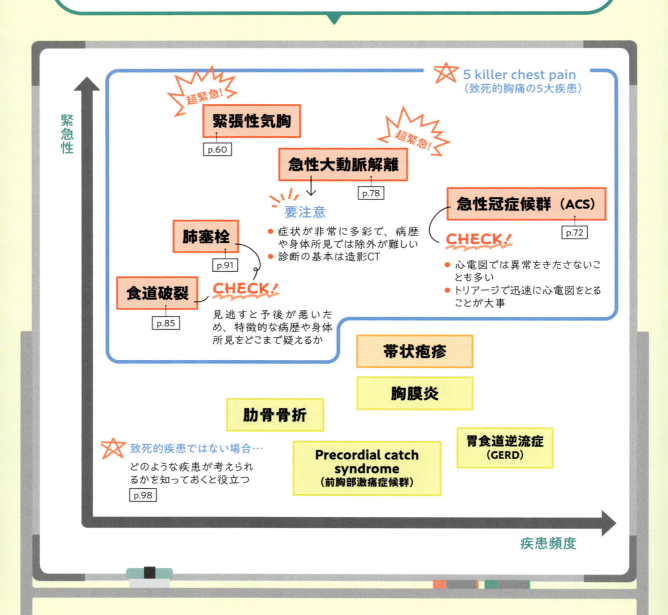

5 killer chest pain（致死的胸痛の5大疾患）

　胸痛を訴える患者が救急外来を受診した際には、必ず5 killer chest pain（致死的胸痛の5大疾患）を考慮するようにしましょう。すなわち**急性冠症候群（ACS）**、**急性大動脈解離**、**食道破裂**、**肺塞栓**、**緊張性気胸**です。

☑ 急性冠症候群（ACS）

　ACSは、致死的胸痛の5大疾患のなかで最も頻度が高い疾患です。心電図に異常がみられないケースも多く、各施設で診療フローをつくっておくことが重要です。また、適切に疑ってトリアージの際に心電図を実施するなど、救急ナースによる的確なアセスメントが求められる疾患でもあります。

☑ 急性大動脈解離

　急性大動脈解離は症状が非常に多彩で、病歴や身体所見では除外が難しい疾患です。胸痛に加えて、四肢や中枢神経、消化管などの虚血症状がある場合は、疑うようにしましょう。

☑ 食道破裂、肺塞栓

　食道破裂や肺塞栓はまれな疾患ではありますが、見逃すと予後が悪くなります。そのため、病歴や身体所見でどこまで疑えるかが重要となります。特徴的な病歴や身体所見を押さえておきましょう。診断の基本は造影CTですが、全員に造影CTとならないような工夫は何があるでしょうか。

☑ 致死的ではない疾患の場合

　前述した致死的な5疾患を除外し、症状が落ち着いていれば対症療法で様子見となることが多いです。しかし、致死的ではないとはいえ、原因がわからない場合は患者の不安は続くものです。ほかにどのような疾患が考えられるのかを知っておくことは重要で、患者説明にも役立つでしょう。

（舩越 拓）

急性冠症候群（ACS）

疾患を疑うポイントをチェック！

　急性冠症候群（acute coronary syndrome；ACS）は迅速かつ正確な診断と治療が求められるため、救急ナースが早期に疑いを持ち、適切に対応することが重要である。

☑ 典型的な症状

　ACSの主な症状は胸部不快感や圧迫感である。患者は「締め付けられる感じ」「押さえつけられるような感じ」と表現することが多く、痛みは非局所的で胸骨中央部や左胸部に感じる。痛みは左肩や左腕、首、背中、下顎、または上腹部へ放散することがあり、**特に左腕への放散はACSを強く疑う所見である**。痛みは運動ストレスで増悪し、安静や硝酸薬で軽減することもあるが、完全には消失しない場合もある。

☑ 非典型的な症状

　高齢者、糖尿病患者、女性では、典型的な胸痛を伴わない非典型的な症状で発症することがある。例えば、呼吸困難、全身倦怠感、悪心・嘔吐、めまい、失神、発汗、動悸などがACSの症状として現れる。特に糖尿病患者は神経障害のため痛みを感じにくいため、無痛性心筋梗塞として発症する。

☑ 重要なリスク因子

生活習慣：喫煙、高血圧、糖尿病、脂質異常症、肥満、運動不足、過度なストレス
既往歴：冠動脈疾患、ACS、脳卒中、末梢動脈疾患
家族歴：50歳未満でACSを発症した家族がいる場合、リスクが高まる

✅ 鑑別診断

鑑別が必要な疾患には、大動脈解離、肺塞栓、気胸、食道破裂、胃潰瘍などがある。患者の症状や病歴を聴取し、鑑別診断を進めることが重要である。

疾患の機序これだけチェック！

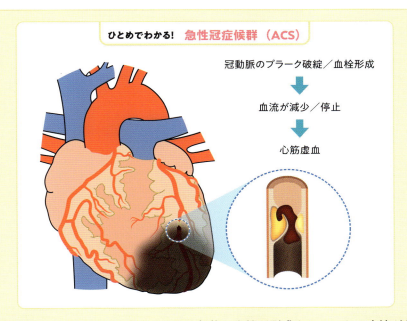

ひとめでわかる！　急性冠症候群（ACS）

冠動脈のプラーク破綻／血栓形成
↓
血流が減少／停止
↓
心筋虚血

ACSは、冠動脈のプラークが破綻し、その部位に血栓が形成されることで血流が急速に減少または停止し、心筋虚血を引き起こす。血流が途絶えると、心筋細胞は酸素不足となり、壊死が進行する。心筋壊死の範囲は、閉塞の持続時間や血流再開までの時間に依存する。ACSは不安定狭心症、非ST上昇型心筋梗塞（Non-ST-segment elevation myocardial infarction；NSTEMI）、ST上昇型心筋梗塞（ST-segment elevation myocardial infarction；STEMI）の3つに分類され、特にSTEMIでは、早期の再灌流療法が重要で、迅速な診断と治療が患者の予後を左右する。

初期対応時の動き方をチェック！

検査

☑ トリアージとバイタルサイン測定

来院直後にトリアージを行い、意識レベル、呼吸状態、循環動態を迅速に評価する。バイタルサインを測定し、ショックや呼吸不全の徴候があれば直ちに医師に報告する。

☑ 酸素飽和度（SpO_2）測定と酸素投与

鼻カニュラや酸素マスクを用い、酸素飽和度が90％以上に維持されるよう酸素投与を行う。

☑ 12誘導心電図（ECG）検査

来院後10分以内を目安として、可能な限り迅速にECGを取得することが重要である。ST上昇、ST低下、T波の異常などを確認し、結果を速やかに医師に提示し、診断のサポートを行う。

☑ 血液検査／静脈路確保

血液検査で、心筋マーカー（高感度トロポニン、CK-MB）、血算、生化学、凝固系検査を実施する。特にトロポニンはACSの診断における重要な指標であり、数時間ごとに繰り返し測定することが推奨される。薬剤を速やかに投与できるように、静脈路確保も同時に行う。

☑ 胸部X線検査

非虚血性疾患（大動脈解離、気胸など）の除外目的で胸部X線撮影を行う。心不全の評価として、肺水腫像や心拡大がないかの確認も重要である。

☑ 超音波検査

心機能、弁膜症、心嚢液貯留の有無を評価する。ACSでは、心筋虚血の部位に一致して局所の壁運動異常を認めることが多く、これが診断の補助となる。

☑️ 冠動脈造影検査（coronary angiography；CAG）

造影剤を用いて冠動脈の状態を詳細に評価し、閉塞部位や狭窄の有無、程度を明らかにする検査である。治療適応となれば、経皮的冠動脈インターベンション（percutaneous coronary intervention；PCI）が実施される。

> **救急ナースはこう動く！**
>
> → ACS では迅速な対応が予後を大きく左右する。特に STEMI では、発症後 90 分以内の血行再建が推奨されており、時間との戦いとなる。そのため、救急ナースは**患者の症状を正確に把握し、迅速に医師へ報告し、検査や治療が速やかに行われるようサポートする**役割を担う。

初療

☑️ 硝酸薬投与

ニトログリセリンの舌下またはスプレーでの口腔内噴霧で投与を行う。硝酸薬は冠動脈を拡張し、心筋への血流を改善する。収縮期血圧 90mmHg 未満や平時より 30mmHg 以上の血圧低下、心拍数 50 回 /min 未満の高度徐脈、心拍数 100 回 /min 以上の頻脈、右室梗塞合併の急性下壁梗塞、勃起不全治療薬服用後 24 時間以内の患者に対しては投与するべきではない。

☑️ アスピリン投与

医師の指示に従い、アスピリンを咀嚼投与する。アスピリン（バイアスピリン®）は血小板凝集を抑制し、血栓形成を防ぐ。アレルギーがないか確認し、出血リスクがある場合には注意する。

☑️ モルヒネ投与

胸痛が強く、硝酸薬を投与しても軽減しない場合、モルヒネを静脈投与する。モルヒネは疼痛緩和と不安軽減に有効であり、心筋酸素消費量を減らすが、呼吸抑制や血圧低下に注意が必要である。

☑️ 心電図モニタリングと除細動器準備

患者を心電図モニターに接続し、不整脈や虚血進行のサインの持続的な観察を行う。除細動器や

救急カートを準備し、心室細動や心停止に即座に対応できるよう備える。

☑ PCI の準備と対応

　特に STEMI が疑われる場合、迅速な再灌流療法が必要となる。PCI は、冠動脈の閉塞や狭窄に対してカテーテルを用いて治療し、血流を再開通させる処置である。カテーテル室への安全な搬送準備やカテーテル室のスタッフおよび装置の準備をサポートする。

☑ 心理的サポート

　ACS 患者は強い不安や恐怖を感じていることが多いため、安心感を与える声かけや患者の訴えに耳を傾ける姿勢が看護師には重要となる。

救急ナースはこう動く！

→ ACS 患者に対する初期対応は、迅速かつ体系的に行うことが求められる。救急ナースは、**的確なアセスメントとスムーズな医療チームの連携を意識し、患者の安全を守るために行動する**必要がある。

ミニ症例で実際の動き方をチェック！

CASE

65 歳男性　突然発症の締め付けられるような胸痛と左腕への放散痛でウォークイン受診

　糖尿病、高血圧症の既往があり、喫煙歴もある。来院 1 時間前に「突然発症の締め付けられるような胸痛」と「左腕への放散痛」を訴え、救急外来を受診した。

● 初期評価と検査準備

　顔色は青白く、冷や汗をかいており、不安感を訴えていた。**直ちにバイタルサインを測定**したところ、血圧 96/60mmHg、心拍数 110 回 /min、SpO_2 89% だった。**不安定な状態を認識し、患者に簡単な問診を行い、胸痛の性質や放散部位、発症時間を聴取**した。**ACS が強く疑われたため、医師に速やかに報告しつつ、ECG の準備**を行った。SpO_2 が 90% 以上に維持されるよう酸素投与を行い、ECG は到着後 5 分以内に取得、前胸部誘導（V2-V4）で ST 上昇を認め、STEMI が疑われた。

Emer-Log 2025年 春季増刊

● 検査とモニタリング

　血液検査および静脈路確保、心臓超音波検査および胸部X線検査の準備を行いつつ、持続的に心電図モニタリングを行い、不整脈や血圧の急激な変動に注意した。また、除細動器や救急カートを準備し、急変時に備えた。

● 患者の心理的サポート

　落ち着いた声で話しかけ、手を握るなどして心理的なサポートを行った。家族が同伴していたため、状況を簡潔に説明し、安心感を与えるよう努めた。

● 治療介入・カテーテル検査室への移送

　医師による心臓超音波検査や胸部X線検査を経て、カテーテル検査室への搬送が決定した。アスピリンおよび硝酸薬を投与しつつ、血圧が低下していたため慎重にモニタリングを続けた。搬送中もバイタルサインや意識レベルを継続的に確認し、急変に備えた。カテーテル検査室到着後、病歴や救急外来での経過に関してスムーズな引き継ぎを行った。

この症例のナーシングポイント

　救急ナースが初期評価、検査準備、処置サポート、心理的ケア、移送対応を一貫して行い、チームの連携を促進することで迅速な治療につながった。救急ナースが適切に動くことで、ACS患者の予後改善に貢献することができた。

[引用・参考文献]
1）　日本循環器学会. 急性冠症候群ガイドライン（2018年改訂版）. https://www.j-circ.or.jp/cms/wp-content/uploads/2018/11/JCS2018_kimura.pdf?n=mamatena&slug=hd069（accessed 2025-01-10）
2）　Gulati, M. et al. 2021 AHA/ACC/ASE/CHEST/SAEM/SCCT/SCMR Guideline for the Evaluation and Diagnosis of Chest Pain: A Report of the American College of Cardiology/American Heart Association Joint Committee on Clinical Practice Guidelines. Circulation. 144 (22) , 2021, e368-454.

（出田健人・有吉孝一）

2 大動脈解離

疾患を疑うポイントをチェック！

　大動脈解離は、部位によってStanford分類という治療方針や予後に関わる分類法がある 図1 [1]。Stanford A型は上行大動脈に解離があるもの、Stanford B型は上行大動脈に解離がないものをいう。症状や治療方針が異なるため、まず押さえておきたいポイントである。

☑ 突然発症の胸背部痛

　大動脈解離といえば、突然発症のこれまでまったく経験したことのない胸背部痛と表現される。痛みの出現は何時何分何秒と明確にいえるくらいの突然発症（84%）であり、痛みの程度は人生最大でこれまで経験したことのないもの（90%）と表現される。痛みの性状は、移動する（28%）、引き裂かれる痛み（64%）であり、痛みの部位としてはStanford A型（以下、A型解離）では胸痛

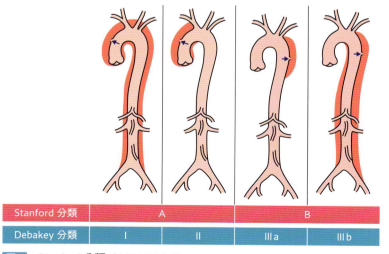

図1　Stanford分類（文献1より作成）

（85%）、Stanford B 型（以下、B 型解離）では背部痛（63%）・腹痛（42%）が多い[2]。

しかし、これらすべての症状がなくても大動脈解離である確率は 5〜15% と一定数存在する。症状がないからといって否定はできないため、疑わなければ診断が困難な疾患であることに注意が必要である[2]。

☑ 失神

A 型解離において上行大動脈の解離が心嚢内で破裂すると、心膜腔へ大動脈血流が流入して血液が貯留し、心タンポナーデが生じる。これに伴い、血圧低下や失神をきたすことがある[3]。

☑ 脈拍欠損

A 型解離では内膜や血腫による圧迫で末梢血管に血流障害が起こり、頸動脈、上腕動脈、橈骨動脈、大腿動脈の脈拍欠損、血圧の左右差（20mmHg 以上）がみられることがある。脈拍欠損や血圧の左右差がある場合は、A 型解離の可能性が高く重症となりうる[4]。

しかし、これらの症状の出現は 15% 程度と決して頻度が高くないため、症状がないからといって大動脈解離を否定できるわけではないことに注意が必要である[2, 5]。

☑ 心雑音

大動脈解離が大動脈弁まで至ると急性大動脈弁逆流症が出現し、拡張期雑音が聴取されることがある。A 型解離の約 40% にみられるとされ、これに伴い心不全が生じる可能性がある[2]。

☑ 局所神経欠損

A 型解離において、内膜や血腫による圧迫が頸動脈に及ぶと脳血流が減少して意識障害が生じる。また、B 型解離では脊髄虚血による片麻痺が生じる可能性がある[2]。

☑ 高血圧、低血圧

B 型解離では高血圧を呈し、A 型解離では低血圧を呈することが多い。この低血圧は心タンポナーデや大動脈弁閉鎖不全、冠動脈への解離の波及で生じる心不全によるものである[3]。ただし、B 型解離でも胸腔や腹腔内へ穿破して出血した場合には低血圧となることがあるため、注意が必要である。

疾患の機序これだけチェック！

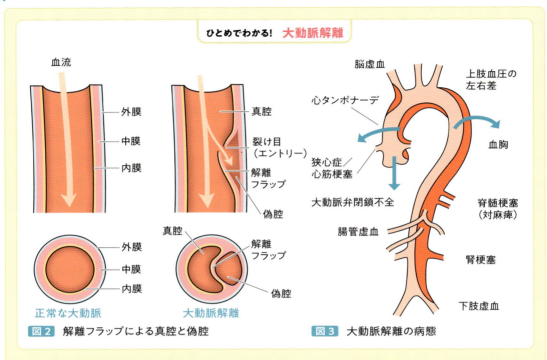

図2 解離フラップによる真腔と偽腔
図3 大動脈解離の病態

　大動脈の壁は、血流に面するほうから内膜、中膜、外膜の3層からなる。急性大動脈解離は、血液が中膜に流れ込んで内膜と外膜が押し広げられることで生じる解離フラップの急速な進展が特徴である。このフラップによって、真腔（正常な血流経路）と偽腔（中膜の新しい血流経路）の2腔になる 図2 。血液が大動脈壁に流入し続けると内膜がさらに裂傷して大動脈壁の破綻が起こり、血液が心膜や胸郭に流入して心タンポナーデや胸腔・腹腔内出血、大動脈の分枝動脈への血流低下が生じる。その結果、腎臓や腸管の臓器虚血をきたす 図3 。また、冠動脈に解離が及べば心筋虚血、大動脈基部に解離が及べば急性大動脈弁閉鎖不全となる[3]。

　前述したように、上行大動脈に解離が及んでいればStanford A型、上行大動脈に解離がなければStanford B型に分類される。死亡率についてはA型解離では大動脈破裂と心タンポナーデが最も高く、次に臓器虚血となっている。B型解離では大動脈破裂が最も高く、その次に臓器虚血となっている[2]。

初期対応時の動き方をチェック！

検査

　大動脈解離の診断リスクスコアとしては、ADD-RS（aortic dissection detection risk score）**表1**[6] が知られている。ADD-RS は患者背景、痛みの性状、身体所見の3つについて0〜3点で評価し、合計点数でリスクを判定する。0 が低リスク、1 が中リスク、2〜3 が高リスクである[6]。

　ADD-RS と D-dimer の結果を組み合わせることで、大動脈解離の除外診断に役立つとされている[7]。リスクの高い患者に対しては大動脈解離を疑い、以下の検査を行っていく。

表1　ADD-RS（文献6より作成）

ハイリスクの患者背景
・マルファン症候群やほかの結合組織異常がある ・大動脈疾患の家族歴がある ・既知の大動脈弁疾患がある ・最近、大動脈処置（手術など）を行った ・既知の胸部大動脈瘤がある
ハイリスクの痛みの性状
胸部、背部、腹部の痛みが下記にあてはまる ・突然発症 ・激しい痛み ・移動する裂けるような痛み
身体所見
・脈拍欠損か血圧の左右差がある ・痛みを伴う神経脱落症状がある ・痛みを伴い、新規の大動脈弁閉鎖不全による心雑音がある ・血圧低下またはショック状態を認める

☑ 心電図検査

　前述のように大動脈解離の患者は、胸痛を主訴に来院することが多い。胸痛の鑑別に急性冠症候群もあげられるため、心電図を実施する。ただし、解離が冠動脈まで及んでいると心筋梗塞を合併して、心電図変化をきたすことがある[8]。

☑ 超音波検査

　患者を移動させる必要がなく、ベッドサイドで行うことができる。エコーで上行大動脈内のフラップ、心嚢液貯留、大動脈弁逆流がないか確認する。フラップが確認できないこともある。急性大動脈解離は時間経過とともに病態が激しく変化することもあり、状態に応じて繰り返し検査を行う必要があることもある[8]。

☑ 胸部単純 X 線検査

縦隔拡大や大動脈壁の内膜石灰化の内側偏位があれば、A 型解離が疑われる。ただし、解離でも認めない場合もある。

☑ 胸部〜骨盤部造影 CT 検査

診断の中心的役割を担う。造影 CT で大動脈解離の Stanford 分類や臓器虚血などを判断し、手術適応について検討する。

救急ナースはこう動く！

→ ADD-RS の項目に該当するような患者から電話があった場合は大動脈解離を疑い、来院までに心電図、エコーを準備しておく。

→ 来院したらモニターを装着してバイタルサインを測定し、D-dimer を含めた血液検査、造影 CT を撮影できるよう造影ルートで静脈路を確保する。

→ 心筋梗塞も鑑別にあげつつ、12 誘導心電図検査を実施する。

→ その後、心臓超音波検査を行って A 型解離の緊急所見となる心嚢液貯留や大動脈弁逆流、フラップがないかを確認していく。また、その間に診療放射線技師に連絡して、ポータブル胸部単純 X 線写真の撮影ができるように手配することに加えて、医師のエコー所見次第では造影 CT が必要になることを伝えておくことが望ましい。

初療

☑ 降圧、脈拍管理、鎮痛

大動脈解離と診断されたら、A 型解離、B 型解離を問わず、まず収縮期血圧を 120mmHg 以下に降圧し、β遮断薬を用いて脈拍数を 60〜80 回 /min に低下させる。さらに鎮痛薬で疼痛コントロールを行う[6]。

☑ 手術適応

A 型解離は手術適応である。B 型解離でも、灌流障害による臓器虚血や大動脈壁の拡大、動脈瘤性変化や切迫破裂がある場合には、心臓血管外科手術の適応となる可能性がある[6]。

3 章　胸痛

救急ナースはこう動く！

→ 大動脈解離は致死的になりうる重症疾患であるため、疑った時点で血圧を含めたバイタルサインをチェックし、意識状態の変化にも十分注意する。

→ 患者は激しい疼痛のため不穏状態であることも多い。声かけや適切な薬剤投与で降圧・鎮痛を図りつつ、バイタルサインや症状の変化に注意する。

→ 手術適応であれば移動できるよう準備を行う。

ミニ症例で実際の動き方をチェック！

CASE

52 歳男性　ゴルフ中に突然胸背部痛を訴えて救急搬送

　高血圧の既往あり。ゴルフのラウンド中に突然胸背部痛を訴え、救急搬送された。救急隊到着時のバイタルサインでも血圧の左右差を訴えていたことから大動脈解離が疑われた。

　造影ができる太いルートでの点滴を準備し、心電図とエコーを初療室に入れ、診療放射線技師にも連絡を入れた。

　来院時のバイタルサインは、血圧 右 100/68mmHg、左 190/98mmHg、脈拍数 98 回 /min、SpO_2 98%（room air 下）、体温 36.5℃、意識レベル GCS E4V4M6 であった。患者は不穏が強く、大きな声で叫んでいた。なんとか **12 誘導心電図検査を実施**したところ、Ⅱ、Ⅲ、AVF で ST 上昇がみられ、X 線写真でも縦隔拡大を認めた。心臓超音波検査では大動脈弁閉鎖不全があるという。すぐに造影 CT を撮影したところ、Stanford A 型大動脈解離であった。医師は心臓血管外科に電話でコンサルトを開始した。

　鎮痛薬、β遮断薬、降圧薬などの薬剤やシリンジポンプを準備していたところ、不穏だった患者が静かになった。**不審に思ってバイタルサインを測定**すると、先ほど触れていた橈骨動脈は触れず、血圧も左右ともに 60/40mmHg 台に下がっていた。**ドクターコール**し、再度医師が心臓超音波検査を実施すると、先ほどはなかった心嚢液貯留を認めた。心タンポナーデが疑われ、そのまま救急外来にて緊急で心嚢ドレナージを実施し、血性排液がひけたところで血圧は再上昇した。

　血圧が上昇して薬剤を投与したところで心臓血管外科の医師が到着し、患者は緊急手術目的で手術室へ向かった。

Emer-Log 2025年 春季増刊　83

[引用・参考文献]

1) Vilacosta, I. et al. Acute Aortic Syndrome Revisited: JACC State-of-the-Art Review. J Am Coll Cardiol. 78 (21) , 2021, 2106-25.

2) Hagan, PG. et al. The International Registry of Acute Aortic Dissection (IRAD) : new insights into an old disease. JAMA. 283 (7) , 2000, 897-903.

3) 日本循環器学会 / 日本心臓血管外科学会 / 日本胸部外科学会 / 日本血管外科学会. 2020 年改訂版 大動脈瘤・大動脈解離診療ガイドライン. https://www.j-circ.or.jp/cms/wp-content/uploads/2020/07/JCS2020_Ogino.pdf（accessed 2025-01-19）

4) Bossone, E. et al. Usefulness of pulse deficit to predict in-hospital complications and mortality in patients with acute type A aortic dissection. Am J Cardiol. 89 (7) , 2002, 851-5.

5) Um, SW. et al. Bilateral blood pressure differential as a clinical marker for acute aortic dissection in the emergency department. Emerg Med J. 35 (9) , 2018, 556-8.

6) Isselbacher, EM. et al. 2022 ACC/AHA Guideline for the Diagnosis and Management of Aortic Disease: A Report of the American Heart Association/American College of Cardiology Joint Committee on Clinical Practice Guidelines. Circulation. 146 (24) , 2022, e334-482.

7) Nazerian, P. et al. Diagnostic Accuracy of the Aortic Dissection Detection Risk Score Plus D-Dimer for Acute Aortic Syndromes: The ADvISED Prospective Multicenter Study. Circulation. 137 (3) , 2018, 250-8.

8) 河野隆志. 急性大動脈症候群：定義・疫学・診断・治療. INTENSIVIST. 13 (1) , 2021, 123-33.

（石垣佳織・本間洋輔）

3 食道破裂

食道破裂の原因として以下があげられる。

・医原性：feeding tube や内視鏡検査、手術などで食道壁が損傷する場合
・特発性：嘔吐などで食道内圧が上がり破れる場合（Boerhaave 症候群）
・異物嚥下
・憩室や腫瘍

本項では、特発性食道破裂（Boerhaave 症候群）について解説する。

疾患を疑うポイントをチェック！

☑ 嘔吐、胸痛

正常な食道において、嘔吐などにより食道内圧が高くなると、食道の脆弱な部分が破れて穴が開く。食道内圧が上がる原因として悪心や嘔吐が先行し、その後に食道が破れ胸痛や心窩部痛などの痛みを引き起こす。穿孔部位、損傷からの経過時間により症状は異なり、嚥下困難、呼吸困難、発熱などの症状が現れることもある。

● Mackler's triad〜嘔吐・胸痛・皮下気腫

有名な 3 徴として、嘔吐・胸痛・皮下気腫の Mackler's triad があるが、すべて揃うのは症例の 20％程度である。

☑ アルコール、食べ過ぎ

アルコール中毒、食べ過ぎはどちらも強い嘔吐を引き起こすことがあり、これが一般的な原因となる。食道内圧を上昇させるほかの原因として、重量挙げ、排便、てんかん発作、出産、食塊などがある。

疾患の機序これだけチェック！

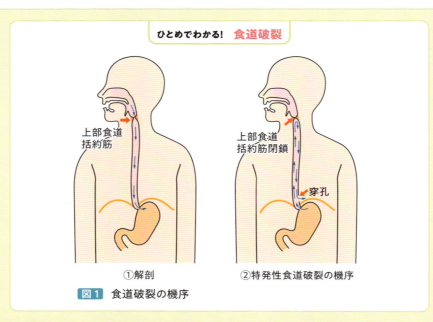

図1 食道破裂の機序

　食道は頸部食道、胸部食道、腹部食道の3つに分類され、全体の長さは約25cmである。食道の上端と下端には上部食道括約筋、下部食道括約筋と呼ばれる括約筋があり、食べ物が逆流することを防いでいる。食べ物が食道の入り口に来ると収縮していた上部食道括約筋が緩み、蠕動運動により運ばれ、下部食道括約筋が緩み胃の噴門が開いて食べ物が運ばれる 図1-①。

　通常は嘔吐した場合、上部食道括約筋が弛緩することにより口腔から内容物が出る。嘔吐時の胃内圧は850mmHgに上昇するため、上部食道括約筋が嘔吐時に十分に弛緩された状態でない時は、下部食道は胃内圧をそのまま受けることになる[1,2] 図1-②。無理な嘔吐を行ったことによる急激な圧力の上昇で食道破裂が起こる。破裂部位は下部食道左壁が多い。

初期対応時の動き方をチェック！

検査

☑ 心電図検査、超音波検査

　胸痛や心窩部痛を訴えることが多く、急性冠症候群は鑑別にあがるため心電図検査を行う。心臓

超音波検査で心囊水の有無、大動脈のフラップの有無（急性大動脈解離の鑑別）、局所壁運動異常や弁機能異常の有無を確認する。

☑ 胸部・腹部 X 線検査

息苦しさや痛みで動けず、立ち上がれないことがよくあり、ポータブル撮影となることが多い。気胸、縦隔気腫、胸水、縦隔拡大、free air をチェックする。診断的価値は限定的であることが多い。

☑ 胸腹部 CT 検査

造影剤を使用して CT 検査を行うことが多い。

急性大動脈解離や胸部大動脈瘤破裂などの除外診断、胸部 X 線検査で気胸や縦隔気腫があればその原因精査で行う。CT 検査により食道破裂が疑われることが多い。

☑ CT−食道造影検査 [3]

10% 希釈ヨード造影剤を経口摂取または経鼻胃管から投与し、画像検査により診断する。

☑ 食道造影検査

ガストログラフィンなどの水溶性造影剤を使用して食道造影を行い、穿孔を確認する。この検査の感度は穿孔の大きさ、位置、手技により左右される。

> **救急ナースはこう動く！**
>
> → まずモニターを装着し、バイタルサインを確認する。病歴の確認・診察を行い、次いで検査に進むが、バイタルサインが異常な場合は並行して検査を行う。

初療

治療の多くは内科的治療と外科的治療の組み合わせで行われる。穿孔部位、大きさ、発症から診断までの期間、患者の全身状態に基づいて治療法は決定される。

✅ 保存的治療

絶食、広域抗菌薬投与、体液貯留部のドレナージなど。

✅ 内視鏡的治療

完全被覆型食道ステント、内視鏡下クリップ、内視鏡的縫合術など。

✅ 外科的治療

ビデオ補助胸腔鏡手術（video-assisted thoracic surgery；VATS）、開胸手術。

ミニ症例で実際の動き方をチェック！

CASE

56歳男性　嘔吐した後に胸背部痛を訴え救急搬送

　友人と飲食後、少し吐き気がすると言い、嘔吐した後から胸背部痛を訴え、あまりにも痛がるため、友人が救急車を要請し搬送された。高血圧症の既往があり、アムロジピン（アムロジン®・ノルバスク®）を内服している。

　まずは第一印象を評価する。**患者と接触してから数秒で行い、呼吸状態・循環動態・意識レベル・外見を観察**する。

　そして**一次評価：ABCDEアプローチ**（A：airway〔気道〕、B：breathing〔呼吸〕、C：circulation〔循環〕、D：disability of CNS〔中枢神経障害〕、E：exposure and environment control〔脱衣・外表・体温〕）**を基本とする生理学的徴候を観察し、バイタルサインの確認を行う。**一次評価で異常をきたしている場合は緊急性が高いと判断する。

　第一印象として、患者は冷や汗をかいており、頻呼吸と頻脈を認め緊急性は高かった。

　バイタルサインは以下のとおりであった。

> 意識レベル GCS E4V5M6、血圧 164/76mmHg、心拍数 120 回/min、呼吸数 26 回/min、体温 36.6℃、SpO_2 97%（マスク 10L/min 酸素投与下）

　すぐに末梢静脈路確保を行い、同時に血液検査を提出した。

　胸痛で見逃してはいけない疾患として5つ（急性冠症候群、急性大動脈解離、肺塞栓症、緊張性

気胸、食道破裂）は頭に入れておく。まずは **common な急性冠症候群の精査・除外が必要と** なるため、**心電図検査を行った**が、洞性頻脈以外に明らかな異常所見は認めなかった。

次に胸部単純 X 線検査を実施した。**患者は痛みで動けないことが多いため、ポータブル撮影を行い**、縦隔拡大、気胸、縦隔気腫などの異常がないかを確認した 図2 。

並行して**患者の訴える痛みを緩和するために、鎮痛薬を投与**した。また、心臓や腹部の超音波検査もよく行われるが、これらは原因検索の補助的な検査である（心嚢水、心臓の動きや弁膜症、大動脈のフラップ、胸水や腹水などの確認）。

ここまで検査をしても痛みの原因がはっきりしないことが多く、その場合は CT 検査を行う。本症例においても精査目的で CT 検査を行った 図3 。

ここで食道破裂と診断されることが多いが、CT 検査ではっきりせず、食道破裂が疑われる場合に、食道造影検査を行うことがある（穿孔部位の確認、手術アプローチの検討）。

どの治療方法を行うかについては、いまだ議論があるところだが、外科手術となることが多く、外科医との連携が重要となる。また、縦隔炎や敗血症になることがあるため、抗菌薬を投与し、バイタルサインに注意を払う必要がある。

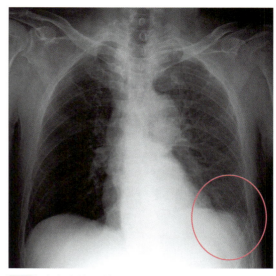

図2 胸部単純 X 線画像
左胸水を疑う所見を認める（〇部）。

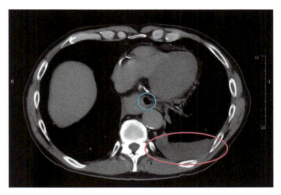

図3 CT 画像
食道左側に air（〇部）、左胸水を認める（〇部）。

まとめ

特発性食道破裂はまれな病気であり、年間 100 万人あたり 3.1 人の発生率といわれている[4]。急性冠症候群、急性大動脈解離、消化性潰瘍や急性膵炎のような腹部救急疾患などと似た症状を示すため、疑わない限り誤診されることがある。また、診断が遅れると患者の転帰に悪影響を及ぼすことがある。初療時の対応が重要となるため、頭に入れておくべき疾患である。

[引用・参考文献]
1) 小井土雄一. 上部消化管穿孔. 救急医学. 28 (1) , 2004, 61-74.
2) 羽生信義ほか. 【消化器外科領域の緊急手術・処置】上部消化管 特発性食道破裂. 外科. 65 (3) , 2003, 256-65.
3) Tonolini, M. et al. Spontaneous esophageal perforation (Boerhaave syndrome) : Diagnosis with CT-esophagography. J Emerg Trauma Shock. 6 (1) , 2013, 58-60.
4) Vidarsdottir, H. et al. Oesophageal perforations in Iceland: a whole population study on incidence, aetiology and surgical outcome. Thorac Cardiovasc Surg. 58 (8) , 2010, 476-80.

（瀬良 聡）

肺塞栓

疾患を疑うポイントをチェック！

　肺塞栓の症状は非特異的で、血栓の大きさや塞栓部位によってさまざまな症状が出現しうる[1]。多くの症例では、呼吸困難、胸痛、失神、血痰など以下に示すような代表的な症状を呈するが、時に無症状であったり、他疾患の精査中に偶発的に発見されたりと診断が難しい症例も存在する[2]。

☑ 呼吸困難

　呼吸困難は肺塞栓の70〜80％と最も高頻度にみられ[2〜4]、特に突然発症の呼吸困難が特徴的である。呼吸困難の原因として比較的頻度が高い肺炎や心不全では、主に肺胞に液体成分が貯留することで肺のガス交換が障害され、胸部単純X線写真では肺胞の水分貯留を反映して肺野の透過性が低下する。一方、肺塞栓は肺胞の異常をきたさず、肺動脈血流の減少によって換気血流比不均等が生じて低酸素血症を呈するため、胸部単純X線写真では明らかな異常を認めない。原因がはっきりしない呼吸困難・低酸素血症では肺塞栓を鑑別にあげる必要がある。

☑ 胸痛

　呼吸困難の次に多い訴えは胸痛で、肺塞栓の40〜50％に認められる[2,3]。吸気時に増悪する胸膜痛を訴える例と前胸部痛（胸骨後部痛）を訴える例があり、前者は末梢肺動脈閉塞による肺梗塞に起因し、後者は中枢肺動脈閉塞による右室の虚血から生じるものと考えられている[4]。頻度としては胸膜痛を訴える例が多く[3]、気胸や胸膜炎と誤診しないよう注意が必要である。

☑ 失神、ショック

　失神も肺塞栓の20％前後でみられ、重要な鑑別疾患の1つである[2,3,5]。血栓が肺動脈の近位部

に詰まり、一過性に心拍出量が低下することで意識消失をきたす。また近位部に大きな血栓が残存したり、心臓予備能によっては閉塞性ショックや心停止に至ったりすることもある。呼吸困難を伴う失神、ショックでは肺塞栓を念頭に置き、心臓超音波検査で速やかに右心負荷所見を確認すべきである[1]。

☑ 下腿浮腫

肺塞栓の原因の90％は下肢の深部静脈血栓であり[2]、深部静脈血栓を疑う下腿浮腫や圧痛がないかを確認する。さらに深部静脈血栓症のリスクになりうる長期臥床や不動、最近の手術歴を確認することも重要である[1]。

疾患の機序これだけチェック！

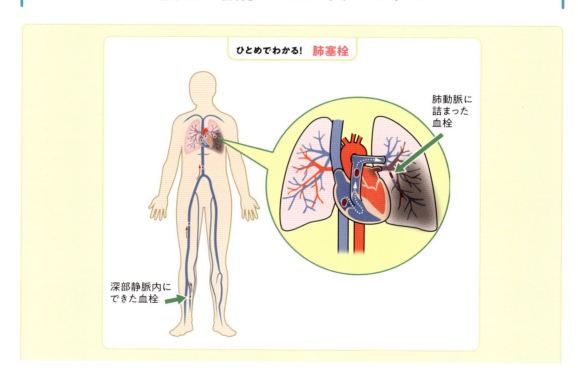

ひとめでわかる！　肺塞栓

> 　肺塞栓は肺動脈に血栓塞栓子が詰まることで発症する。原因の多くは骨盤・下肢静脈で形成された深部静脈血栓であり、下大静脈、右心房、右心室を経由して肺動脈を塞栓する。
> 　肺動脈主幹部に血栓が詰まれば急激な右心負荷によって前胸部痛を訴え、閉塞性ショックを呈し、重症例では心停止に至る。末梢肺動脈の塞栓では、肺梗塞による胸膜痛や血痰が主な症状となる。塞栓された肺動脈以遠では肺胞が換気に寄与できず、換気血流比不均等等によって低酸素血症が引き起こされる。

初期対応時の動き方をチェック！

検査

☑ 心電図検査

　まずは12誘導心電図を実施する。肺塞栓に対して感度・特異度が優れた心電図所見はないものの、ほかの胸痛疾患との鑑別として重要である。

☑ 超音波検査

　肺塞栓が疑われる場合には、心臓超音波検査で右心負荷所見を確認する。診断がついた後であっても、重症度評価のために心臓超音波検査が必要である。

☑ 造影 CT 検査

　肺塞栓の確定診断には血管造影検査、造影 CT 検査、肺血流シンチグラフィなどが用いられるが、救急外来においては一般的に造影 CT 検査が用いられる。造影 CT 検査では肺動脈相での肺動脈内血栓の確認とともに、静脈相において下肢の深部静脈血栓の検索も行うことができる。

　しかし前述したとおり、肺塞栓の症状は非特異的であり、疑われる患者すべてに造影 CT 検査を行うことは、被曝リスク、造影剤による副作用リスク、そして医療経済的な観点からも望ましくない。そのため造影 CT 検査を行うべきか判断するために検査前確率を推定することが推奨されている[1]。

● 検査前確率

検査前確率を推定するためにいくつかの臨床予測ルールが開発されており、代表的なものとして

表1 Wells クライテリア

項目	点数
深部静脈血栓症の症状がある	3
肺塞栓以外の診断の可能性が低い	3
心拍数が 100 回 /min 以上	1.5
3 日以上の安静、もしくは 4 週間以内の手術	1.5
肺血栓塞栓症、深部静脈血栓症の既往がある	1.5
喀血	1
悪性腫瘍の既往がある（抗がん剤使用中、緩和ケア中、6 カ月以内の治療歴）	1
合計	12.5

合計点数が
・2 点未満：検査前確率が低い
・2〜6 点：検査前確率は中等度
・7 点以上：検査前確率が高い

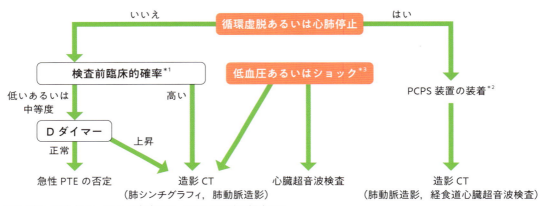

PTE を疑った時点でヘパリンを投与する．DVT も同時に探索する．
[*1]：スクリーニング検査として胸部 X 線，心電図，動脈血ガス分析，経胸壁心臓超音波検査，血液生化学検査を行う．
[*2]：PCPS 装置が利用できない場合には胸骨圧迫，昇圧薬により循環管理を行う．
[*3]：低血圧あるいはショックでは，造影 CT が可能なら施行するが，施行が難しい場合には心臓超音波検査の結果のみで血栓溶解療法などを考慮してよい．

図1 急性 PTE の診断手順（日本循環器学会．肺血栓塞栓症および深部静脈血栓症の診断、治療、予防に関するガイドライン〔2017 年改訂版〕．https://js-phlebology.jp/wp/wp-content/uploads/2020/08/JCS2017.pdf. 2025 年 1 月閲覧）

Wells クライテリアがある 表1 。これにより検査前確率を推定し、さらに高感度 D-dimer を組み合わせて造影 CT 検査を行うかを検討する。 図1 [2)] は初期対応と合わせた診断アルゴリズムの一例である。

初療

☑ 循環動態・呼吸状態を評価

まず循環動態・呼吸状態を評価する。頻脈や血圧低下などがあれば静脈路を確保し、細胞外液投与を開始する。ただし過剰な輸液は病態悪化につながるおそれがあるため注意する。

☑ 酸素投与

低酸素血症を呈していれば適宜酸素投与を行う。重度であれば人工呼吸を要することもある。しかし、中等度から重度の肺塞栓では右心拍出量の減少（右心不全）をきたしており、人工呼吸による陽圧換気開始で胸腔内圧が上昇し、静脈還流量の減少や右心不全増悪を招く可能性があるため注意する[2]。

肺塞栓では人工呼吸を要するほどの低酸素血症であっても慌てず、Aライン留置など確実な循環動態モニタリングを行い、補助循環装置の準備をしてから陽圧換気を開始することが望ましい。

☑ 補助循環装置の導入

心肺停止症例や重度のショック・呼吸不全例は、内科治療の限界例である。この場合、速やかに補助循環装置である静脈脱血-動脈送血膜型人工肺（veno-arterial extracorporeal membrane oxygenation；V-A ECMO）を導入して呼吸・循環不全を安定化させ、次の治療へのブリッジとする。

☑ 抗凝固治療

血栓に対しては未分画ヘパリンによる抗凝固治療を行う。血栓のサイズや位置によっては、血栓溶解療法や外科的血栓除去術が必要となることもある。

救急ナースはこう動く！

→ 肺塞栓は無症状から心停止まで非常に多彩な臨床像を呈するため、図1のように患者の循環動態・呼吸状態で大きく対応が異なることを知っておく。

→ 肺塞栓の疑いがある場合は確定診断のための検査を迅速に進めるとともに、循環動態が悪化した場合の補助循環装置の導入も見据えて準備する。

ミニ症例で実際の動き方をチェック！

CASE

72 歳女性　歩行中に突然の胸痛と呼吸困難が出現して救急外来を受診

　2 週間前に自宅内で転倒し、腰痛で歩行困難となった。1 週間前から左下肢のむくみを自覚していたが、3 日前からはなんとか自力歩行が可能になっていた。来院前日、歩行中に突然の胸痛と呼吸困難が出現し、症状が改善しないとのことで家族に連れられて救急外来を受診した。

　来院時のバイタルサインは、血圧 110/84 mmHg、心拍数 112 回 /min、呼吸数 24 回 /min、SpO₂ 93%（room air 下）であった。

　胸痛は左胸部で移動なく、深吸気で増悪するとのことだった。また左下肢浮腫を認め、触診で圧痛を認めた。

　胸部 X 線検査を行ったが明らかな浸潤影や気胸像は認められなかったため、医師が Wells クライテリアで肺塞栓の検査前確率が高いと判断し、造影 CT 検査を行う方針となった。

　造影 CT 検査の準備中に、待合室にいた患者が意識消失した。看護師が駆けつけたときには覚醒しており、**話を聞く**と「トイレに行こうと歩いていた際に突然の前胸部痛と呼吸困難が出現し、意識消失した」とのことだった。

　すぐに観察ベッドに運び、バイタルサインを測定すると血圧 78/46mmHg、心拍数 120 回 /min、呼吸数 32 回 /min、SpO₂ 86 %（room air 下）だった。

　循環不全を伴う重症の肺塞栓を疑い、**速やかにルートを確保して細胞外液投与を開始**した。医師が心臓超音波検査を実施し、右心負荷所見ありと判断された。

　医師から V-A ECMO を見据えて鼠径部に動脈・静脈シースを確保すると宣言され、**物品の準備**を行った。動脈・静脈シース確保後、患者がうめき声をあげ、その後反応がなくなった。総頸動脈は触知せず、PEA（pulseless electrical activity）と判断し、**胸骨圧迫を開始**した。

　医師から V-A ECMO 導入の宣言があり、臨床工学技士に連絡した。動脈・静脈シースを ECMO 送血管・脱血管に入れ替え、PEA から 5 分後に体外循環を確立した。同時に気管挿管・人工呼吸管理を開始した。

　その後、造影 CT を実施したところ、両側肺動脈主幹部の巨大血栓と左膝窩静脈内に残存血栓を認めた。救急科医師と循環器内科医師、心臓血管外科医師で協議し、血栓溶解療法ではなく外科的血栓除去術を行う方針となり、**手術室ナースに申し送り**を行った。

［引用・参考文献］

1) Konstantinides, SV. et al. 2019 ESC Guidelines for the diagnosis and management of acute pulmonary embolism developed in collaboration with the European Respiratory Society (ERS) . Eur Heart J. 41 (4) , 2020, 543-603.
2) 日本循環器学会. 肺血栓塞栓症および深部静脈血栓症の診断、治療、予防に関するガイドライン（2017 年改訂版）. https://js-phlebology.jp/wp/wp-content/uploads/2020/08/JCS2017.pdf（accessed 2025-01-20）
3) Miniati, M. et al. Accuracy of clinical assessment in the diagnosis of pulmonary embolism. Am J Respir Crit Care Med. 159 (3) , 1999, 864-71.
4) Stein, PD. et al. Clinical characteristics of patients with acute pulmonary embolism stratified according to their presenting syndromes. Chest. 112 (4) , 1997, 974-9.
5) Prandoni, P. et al. Prevalence of Pulmonary Embolism among Patients Hospitalized for Syncope. N Engl J Med. 375 (16), 2016, 1524-31.

（福山唯太・飯尾純一郎）

5 致死的な疾患ではない胸痛は救急外来受診後どうなるのか？

まず、致死的胸痛の5大疾患を除外する

「胸痛」を主訴にした患者が救急外来を受診した場合には、「致死的な疾患」の除外から開始するべきである。しかし、本項では「致死的な疾患を除外した後、胸痛の患者はどうなるのか？」という点について考えてみたいと思う。そうは言っても、やはり胸痛を主訴に受診した患者に対しては、最初に致死的な疾患を除外すべきである。まずは、致死的胸痛の5大疾患「5 killer chest pain」を復習しよう 表1 [1]。

胸痛の患者に対応するときには、どんなときにもまずはこの5疾患を除外することから始める。そのうえで、「致死的な疾患を除外した後は、どうするの？」という点について考えていきたいと思う。

表1 5 killer chest pain
（文献1より作成）

① 急性冠症候群
② 急性大動脈解離
③ 食道破裂
④ 肺塞栓症
⑤ 緊張性気胸

ためらわずに除痛・鎮痛する

胸痛に限らず、患者が何かしらの痛みを訴えて受診した場合には、その原因にかかわらず、疼痛の除去に最大限配慮するべきである。鎮痛してしまったら、その後の診察に支障があるのではないか、と考える方もいるかもしれないが、痛みに苛まれながら問診・診察・検査を進めることは患者にとっては大きな苦痛であり、診察などが円滑に進まないことが予想される。また、「適切に鎮痛薬を投与しても疼痛が改善しない」場合には、それまでの診察や検査の結果を踏まえ、患者の状態を再評価することが望ましい場合も多い。

鎮痛したことがその後の診察・診断に影響するのかという点に関しては、例えば日本の『急性腹症診療ガイドライン2015』では診断前の早期のアセトアミノフェン使用がむしろ推奨されている [2, 3]。患者が痛みを訴える場合、鎮痛・除痛が患者にとって有益であると考えられる場合には、ためらわずに疼痛管理に努めるべきである。救急外来で鎮痛薬を使用する場合、初手として用いられやすいのはアセトアミノフェンやNSAIDsだが、アレルギーの有無は薬剤の投与前に確認する必要がある。また、アセトアミノフェンの点滴製剤であるアセリオ®は、

血管拡張作用により投与された患者の40〜50%程度で血圧低下がみられることが知られている[4, 5]。疼痛管理を行う際には、バイタルサインの測定を含め、患者の状態観察は怠らないようにすべきである。

「胸痛」の解像度を上げる

救急外来で致死的な疾患を除外して、「ひとまず怖い病気ではありませんよ」と患者に伝え、鎮痛薬でのコントロールと増悪時の受診を指示して帰宅させる……のも1つの選択肢ではある。忙しい救急外来で、そのような対応に見覚え・聞き覚えのある方も多いのではないだろうか。救急外来では、患者の治療は完結しないことも多く、すなわち確定診断と根本治療は必須ではないともいえる。その点において、前述のような対応も必ずしも間違いではないだろう。だが、本項では「怖い病気ではありません

よ。痛み止めで様子をみてください。悪くなればまた来てくださいね」から一歩前進して、「致死的でない胸痛」の患者対応について考えてみたい。

その患者の訴える「胸痛」は、いったいどのような痛みなのだろうか。致死的な疾患の除外で終わるのではなく、その「胸痛」を再評価し、もう一歩踏み込んでみたい。ご存じの方も多いかもしれないが、痛みの性状を評価する「OPQRST」というものがある 表2 [6]。これは、問診における1つの「型」である[6]。

痛みは、主観的なものである。それがどのくらい痛いのか、ということは患者にしかわからないし、どのくらいの痛みに耐えられるか、どのくらいの痛みであれば鎮痛を要するか、という点については個人差がある。OPQRSTのような評価尺度は、こうした主観的な痛みを、可能な限り定量的・定性的に評価しようとするものであるが、大切なことは「患者の訴えに耳を

表2 痛みの OPQRST（文献6より作成）

O (Onset)	発症機転	「いつから始まったか（突然か・急性か・緩徐か）」 → いつ、どこで、何をしているときに痛くなったのか（具体的に聞く）
P (Palliative & Provoke)	寛解・増悪	「痛みが楽になる／悪くなる要因はあるか」 → 食事との関連はあるか。姿勢により疼痛の程度は変化するか
Q (Quality & Quantity)	性状・強さ	「どのような／どれくらいの痛みか」 →10段階（10が最もひどく、0は無症状）で聞くことが多い
R (Region)	部位	「どこの痛みか／放散するか」 →「どこが痛いですか」と尋ねるだけでなく、実際に痛い箇所を患者に指差してもらう（言葉で表現される疼痛箇所と実際に痛む場所に乖離があることがある）。また、関連して痛む場所、痛みが放散する場所があれば、それも併せて確認するようにする
S (Symptoms)	随伴症状	「痛みに伴う症状があるか」 → 嘔吐・下痢・咳嗽など疼痛に伴い出現する症状があるか
T (Time course)	時系列	「痛みが生じてから今に至るまでの時間経過と頻度」 → 痛みは連続性なのか、間欠的（消化管の蠕動運動など）なのか、連続する中に間欠的なピークがあるのか（そのピークはどのくらい続くのか）

3章　胸痛

5 致死的な疾患ではない胸痛は救急外来受診後どうなるのか？

傾ける」ことだ。型にはめることも大事だが、型にはまりきらないものもある。患者がどのような言葉で自身の感じる苦痛を訴えていたか、患者自身の解釈も大切にしよう。胸痛に限らず、患者の訴える痛みの解像度を上げることは、鑑別疾患をあげ、診断に迫ることにつながる。

「致死的ではない胸痛」鑑別へのアプローチ

前述のとおり、救急外来での初療においては確定診断と根本治療は必須ではない。しかしながら、その痛みが何に由来・起因するもので「ありそうか」または「なさそうか」という点に関して評価することは、その後の患者のフォローを決定するうえで有益である。「5 killer chest pain」に代表される致死的胸痛疾患を除外した後、どのような疾患が鑑別されうるものとして残るだろうか。鑑別疾患の考え方として、ここでは2つのアプローチ方法を紹介する。

● 痛みの性状別アプローチ

疼痛は、その性状によって原因の種類を推察することが可能な場合がある。痛みを評価する「OPQRST」のQ（Quality and Quantity）において、例えば「ある一点に限局していて、周囲への拡散がない痛み」であれば、内臓痛より体性痛が疑わしいと考えられるし、反対に「疼痛部位が限局せず周囲に拡散する痛み」であれば体性痛より内臓痛が疑わしく考えられる。

前述したように、痛みは主観的なものである。「どのような痛みですか」と問われても、患者はなんと表現したらよいのか困ることがあるかもしれない。疝痛や鈍痛という言葉は患者には馴染みがない。痛みの表現を促す場合には、「ナイフで突き刺されたような」とか「重いもので押しつぶされるような」など、想像がしやすい言葉で表現することを心がけるとよいだろう。

● 臓器別アプローチ

臓器別に鑑別疾患をあげる方法はいくつかあるが、ここでは「VINDICATE」というニーモニック（覚え方の工夫）を取り上げる。VINDICATEは、全身を系統的かつ網羅的にとらえ、鑑別疾患をあげようとする方法の1つである 表3 [7]。系統的かつ網羅的といっても、これですべての疾患がカバーされうるわけではない。あくまでも補助的な方法として、そして鑑別疾患を想起するトレーニングとして活用すべきである。

「致死的ではない胸痛」、救急外来のその先は？

欧米の少し古いデータになるが、胸痛を訴えて救急外来を受診または救急搬送された患者のうち、心血管系の疾患であった人の割合はWalk-in群で15％、救急搬送群では54％であった 表4 [8]。

救急外来での胸痛患者への対応では、致死的な疾患の除外を優先しながら、心血管系以外の疾患の可能性について評価する必要がある。緊急性が高くても、低くても、疼痛があることは

表3 VINDICATE と鑑別疾患例（文献7より作成）

VINDICATE	鑑別疾患（例）
Vascular（心血管系）	ACS、大動脈解離、急性肺塞栓症
Infection / Inflammation（感染症 / 炎症）	心筋炎、心膜炎、肺炎、胸膜炎、膵炎、胆嚢炎、胆管炎、帯状疱疹、肋間神経痛
Neoplasm（新生物）	胃十二指腸潰瘍、胸壁腫瘍
Degenerative（変性疾患）	アカラシア、GERD（バレット食道）
Intoxication（中毒 / 薬剤性）	咽頭異物、誤飲・誤嚥
Congenital（先天性）	先天性心疾患、漏斗胸
Auto-immune / Allergic（自己免疫性 / アレルギー）	線維筋痛症、リウマチ性疾患
Trauma（外傷）	肋骨骨折、気胸、胸骨骨折、鈍的心損傷
Endocrinopathy（内分泌）	褐色細胞腫、クッシング症候群

表4 Walk-in と救急搬送における胸痛疾患の割合（文献8より作成）

原因	Walk-in（%）	救急搬送（%）
心血管系	15	54
呼吸器系	12	12
消化器系	15	3
筋骨格系	32	7
心因性	13	9
原因不明	13	15

患者にとって苦痛であり、医療機関を受診する理由となる。患者の症状に合わせて、疼痛管理は十分に行うべきである。

前述したとおり、必ずしも救急外来で患者の診療を完結させる必要はない。しかし、現時点でどのような疾患を除外し、残る可能性が何であるのかは必ず説明するべきである。そのうえで、どのような状態であれば急ぎ受診してもらう必要があるのか、症状が増悪しない場合に外来での経過観察が必要であるのかどうかを併せて説明する。「困ったら来てください」ではなく、どのような症状・状態・変化に注意が必要なのか、具体的な言葉で説明するよう努めるべきである。帰宅後の注意事項をまとめた「帰宅指示書」の活用も有用である。

患者が困っているのは「致死的かどうか」だけではない

救急外来には、さまざまな訴えで患者が来院する。最初に「致死的な疾患を除外する」ことは重要である。「5 killer chest pain」に代表されるように、特に胸痛は致死的な疾患を疑う主訴であり、「致死的かどうか」は非常に重要である。

だが、救急外来での診療は「致死的な疾患を除外して終わり」ではない。患者は何がつらくて、何に困って、救急外来に来たのだろうか。その困っている何かに対して、我々が医療者としてできることは何だろうか。忙しい日常診療の中でも、「怖い病気ではありませんよ」「困ったらまた来てくださいね」から、一歩進んだ救急診療を心がけてみるのも、よいかもしれない。

［引用・参考文献］

1）Rahko, PS. Rapid evaluation of chest pain in the emergency department. JAMA Intern Med. 17 (4) , 2014, 59-60.

2）急性腹症診療ガイドライン出版委員会編. 急性腹症診療ガイドライン 2015. 東京, 医学書院, 2015, 188p.

3）福本雄太ほか. アセトアミノフェンによる急性腹症の鎮痛効果に関する急性腹症診療ガイドライン 2015 の検証. 日本救急医学会中部地方会誌. 19, 2023, 1-4.

4）Kang, S. et al. Hemodynamic changes after propacetamol administration in patients with febrile UTI in the ED. Am J Emerg Med. 36 (6) , 2018, 935-41.

5）Cantais, A. et al. Acetaminophen-Induced Changes in Systemic Blood Pressure in Critically Ill Patients: Results of a Multicenter Cohort Study. Crit Care Med. 44 (12) , 2016, 2192-8.

6）Noda, K. et al. Tips for taking history of pain. Brain Nerve. 64 (11) , 2012, 1273-7.

7）Zabidi-Hussin, ZA. Practical way of creating differential diagnoses through an expanded VITAMINSABCDEK mnemonic. Adv Med Educ Pract. (7) , 2016, 247-8.

8）Cayley, WE Jr. Diagnosing the cause of chest pain. Am Fam Physician. 72 (10) , 2005, 2012-21.

（茂野綾美）

緊急性をスピードチェック！ 季節でよく出合うマイナーエマージェンシー

アニサキス

よく出合う季節
  秋

⚠ こんなときはすぐに報告・対応

- ☑ 腹痛患者の魚介類の生食歴に気づいたら、アニサキス症の可能性を医師に報告する。
- ☑ 症状の原因は、虫体へのアレルギー反応で胃腸がむくむことである。
- ☑ 胃アニサキス症は食べてから6時間以内の発症が多いが、小腸〜大腸では食べてから2日以上して発症することもある。内視鏡での虫体除去、鎮痛薬などで対応する[1,2]。
- ☑ アナフィラキシーの原因がアニサキスのこともある[3,4]。

⚠ こんなときはしばらく観察

- ☑ 内視鏡で虫体除去した場合も、症状は数時間以上かけて徐々に改善する。
- ☑ 患者が思い出せないこともよくあるので、生食歴は繰り返し確認する。
- ☑ アニサキス 図1 はさまざまな魚介類に潜み、加熱・冷凍しなければ予防できない[5]。

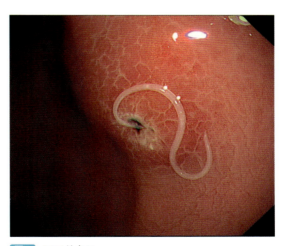

図1 アニサキス
画像提供 仙台消化器・内視鏡内科 はじめのクリニック

[引用・参考文献]
1) Takabayashi, T. et al. Anisakiasis presenting to the ED: clinical manifestations, time course, hematologic tests, computed tomographic findings, and treatment. Am J Emerg Med. 32 (12)，2014, 1485-9.
2) 千住明彦ほか．内視鏡にて虫体摘除し、保存的に治療し得たアニサキスによる結腸腸重積の1例．日本消化器内視鏡学会雑誌．63 (7)，2021, 1365-70.
3) 野崎（岡田）侑衣ほか．ST上昇型心筋梗塞を疑われたアニサキスアレルギーによるKounis症候群の1例．日本内科学会雑誌．110 (4)，2021, 802-9.
4) 田村誠朗ほか．当科のアニサキスアレルギー3症例のコンポーネント解析〜既存報告10症例との比較も含め〜．アレルギー．72 (9)，2023, 1154-7.
5) Della-Morte, D. et al. Methods for inactivation of seafood Anisakis larvae and prevention of human anisakiasis: a mini-review. Eur Rev Med Pharmacol Sci. 27 (11)，2023, 5246-56.

（高瀬啓至）

memo

4章

腹痛

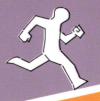

Dr.舩越 Presents

主訴別にチェック！救急外来のよくある疾患&見逃したらヤバイ疾患一覧図

主訴 腹痛から疑われる疾患

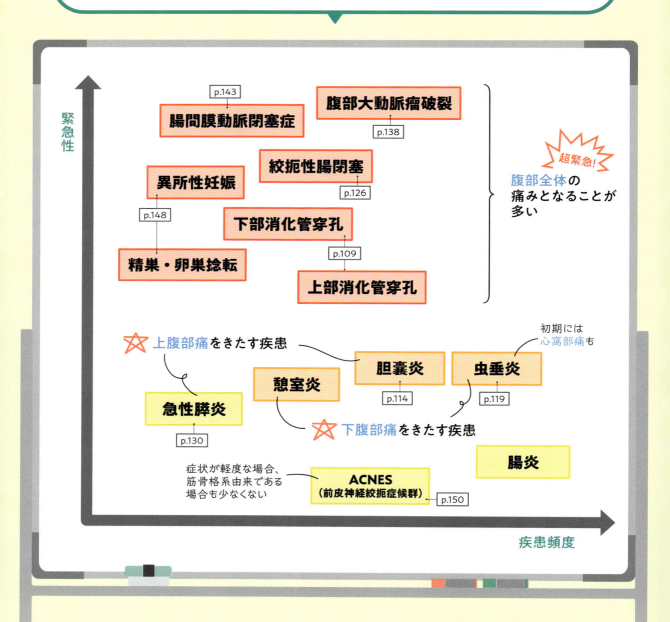

緊急性の高い致死的疾患をまず把握しておく

　腹痛をきたす疾患は多岐にわたるため、すべての疾患を網羅的に把握することは難しいと思います。そういう時こそ救急外来診療の原則に立ち戻り、緊急性のある致死的疾患の把握を優先するとよいでしょう。

☑ 緊急性の高い疾患

　緊急性の高い疾患は「破れる」「詰まる」「捻じれる」といった病態が関与していることが多く、**消化管穿孔**や**絞扼性腸閉塞**、**腹部大動脈瘤破裂**、**腸間膜動脈閉塞症**などがあげられます。これらの疾患は腹部全体の痛みとなることが多いです。

☑ 頻度が高く帰宅は難しい疾患

　逆に緊急性は高くないけれども頻度が高く帰宅は難しい疾患となると鑑別疾患は多岐にわたります。その際には腹痛を部位別に「上腹部痛をきたす疾患」「下腹部痛をきたす疾患」に分けて整理するとよいと思います。

　上腹部痛をきたす疾患としては**胆嚢炎**や**消化性潰瘍**、**膵炎**などがあげられます。下腹部痛をきたすのは**虫垂炎**（初期には心窩部痛）や**憩室炎**、女性であれば**婦人科疾患**などがあげられます。

☑ 症状が軽度で原因がはっきりしない場合

　症状が軽度で原因がはっきりしない場合、**腸炎**という診断がしばしば用いられますが、それは本当でしょうか。腹痛というと消化管や婦人科など腹腔内臓器に注目しがちですが、**筋骨格系由来の腹痛**であることも少なくありません。画像所見や血液検査では異常が出ないため見落とされやすいともいわれています。そうした疾患にはどのような特徴があるのか、この機会に押さえておきましょう。

（舩越 拓）

1 消化性潰瘍

疾患を疑うポイントをチェック！

☑ 腹痛

上腹部痛・心窩部痛が一般的である[1]。また、非特異的な関連症状がある 表1 [2]。古典的には、胃潰瘍は食事によって増強する痛みといわれるが、違うパターンをとる場合も多い。痛み方で胃潰瘍と十二指腸潰瘍を見分けることは不可能だが、十二指腸潰瘍は胃酸分泌にしたがって痛みが増悪するといわれており、深夜の胃酸分泌が最大になる時、また食後2～3時間の空腹時に増悪することが多い[3]。

表1 消化性潰瘍の症状
（文献2より作成）

- 上腹部痛・心窩部痛
- 悪心・嘔吐
- 体重減少
- 腹部膨満感
- 早期の満腹感
- 吐血・下血

☑ 既往歴

消化性潰瘍の既往があれば、再発も考えられる。また、**消化性潰瘍の主な原因の1つであるピロリ菌感染の治療歴**や上下部内視鏡検査をしたことがあれば、その所見も診断に役立つだろう。外科的胃切除後でも消化性潰瘍はありうる。

☑ 内服薬

消化性潰瘍の原因となるNSAIDsの内服がないかチェックする。NSAIDs内服時は腹痛がないことも珍しくない。また、プロトンポンプ阻害薬（PPI）・ボノプラザン（タケキャブ®）、H_2受容体拮抗薬を内服していれば、内服時に症状が緩和することがある。抗血小板薬や抗凝固薬を内服すると易出血傾向となるため、出血性消化管潰瘍が疑われる際には注意する。

☑ 生活歴

喫煙や飲酒は、消化性潰瘍のリスクを高める。評価・判断は難しいがストレスも潰瘍の一因となる。

☑ 合併症① 出血：吐血、コーヒー残渣様吐物、黒色便

消化性潰瘍の最も頻度の高い合併症の1つで、嘔吐すれば吐血やコーヒー残渣様吐物となる。また、出血がそのまま下部消化管へ流れれば黒色便となる。なお、血液が黒色かどうかは時間経過や量によって変化するので、嘔吐物がコーヒー残渣様ではなく鮮血だからといって、また便が黒色ではなく下血だからといって、必ずしも上部消化管出血がないとは限らない。

☑ 合併症② 穿孔：持続的な腹痛、強い腹痛

消化性潰瘍が進展すると、穿孔に至ることがある。穿孔すると腹膜刺激症状をきたすような突然の腹痛となる。小さな穿孔であれば、穿通ともいい、穿孔部が周りの組織で密閉され、局所的な痛みとなり腹膜炎にまで至らないことがある。しかし、いずれにしても持続的で強い痛みとなる。

☑ 合併症③ 狭窄：嘔吐

幽門部など胃の出口にある潰瘍は、瘢痕により狭窄を引き起こすことがあり、嘔吐や腹部膨満感、食欲不振、体重減少をきたす。

疾患の機序これだけチェック！

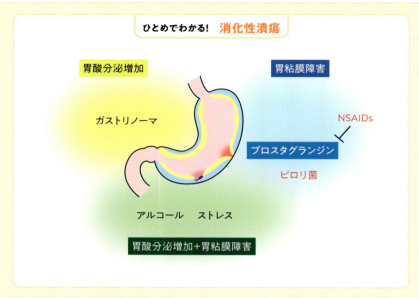

消化性潰瘍は胃酸と胃粘膜の修復機構のバランスが崩れた際に生じるとされる。消化性潰瘍の二大原因は NSAIDs とピロリ菌感染である 表2 [4]。NSAIDs は、胃粘膜保護作用のあるプロスタグランジンを抑制する。ピロリ菌はウレアーゼという酵素で、胃酸を中和させ、胃粘膜を障害する。また、ほかの原因としてストレスがあり、胃酸分泌が増加したり胃粘液分泌が低下したりするなどして、バランスが崩れることで生じる。アルコールは胃粘膜を障害し、さらに胃酸分泌も増加させる。ガストリノーマはまれだが、胃酸分泌を促進するホルモンであるガストリンを産生する腫瘍で胃潰瘍の原因となる。

表2 消化性潰瘍のリスク因子（文献4より作成）

・NSAIDs
・ピロリ菌
・高齢
・喫煙者
・アルコール多飲者
・消化性潰瘍の家族歴
・ストレス

初期対応時の動き方をチェック！

検査

☑ 採血検査

特に合併症をきたしている際には必要な検査。貧血の有無や消化管出血を示唆する BUN の上昇

がないかをチェックする。また、輸血を検討する際には、血液型検査や交差適合試験（クロスマッチ）が必要な場合もある。緊急内視鏡を検討するスコアリングの項目にも必要となる。さらに、補液や輸血が検討される場合には、20G 以上の太いルートを確保することが望ましい。一方で大量出血があっても、急性の場合には貧血を認めないことがあるので、解釈には注意する必要がある。

☑ 直腸診

黒色便や下血の主訴がある場合に行う。「黒色」は主観的な判断であるため、本当に黒色か、今も続いているのか、鮮血の付着はないかなどを調べるために行う。手袋、ゼリー、ガーゼなどお尻を拭くものが必要となる。また、患者の心理的負担も大きい検査のため、仕切りやズボンを下ろした際の掛け物などプライバシーの確保には留意したい。

☑ 12 誘導心電図検査

心窩部痛のみの場合には、他疾患と鑑別するために行う。

☑ 腹部単純／造影 CT 検査

特に大量出血が疑われるエピソードや突然の強い腹痛・腹膜刺激症状があるなど、穿通・穿孔が疑われる場合に行う。血腫や free air、粘膜の途絶、造影剤の血管外漏出の有無などを確認する。造影剤を使用する際には、造影ルートにしておく必要がある。

> **救急ナースはこう動く！**
>
> → 造影ルートの確保とともに採血を行う。直腸診を行う際には、物品の準備とともに、プライバシーを必ず確保し、患者を側臥位にし軽く膝を屈曲させる。造影 CT 検査が必要な患者の場合、坐位にしたり歩いたりする際には慎重に観察する。

初療

☑ バイタルサインの安定化

バイタルサインが安定していなければ、まずはバイタルサインの安定化を図る。頻脈、血圧低下を認めた場合には、補液を行う。場合によっては輸血も必要となる。

✅ 診察時のプライバシー確保

バイタルサインが安定している場合には、診察を行うが、主に腹部診察や直腸診を行うことになるのでプライバシーに配慮する。直腸診を行う場合には、特に配慮が必要となる。

✅ 内視鏡治療

止血が必要な出血性潰瘍が疑われる場合に行う。内視鏡治療を行うかどうかは、症例の緊急度や施設の体制によっても異なる。

✅ IVR・外科手術

内視鏡で止血しにくい箇所や治療が不成功であった場合に行う。

救急ナースはこう動く！

→ 問診やバイタルサインの評価を行い、バイタルサインが安定していなければ、まずは蘇生を行う。20G以上の太いルートを2ルート確保し、補液や輸血を行う。医師と情報共有を欠かさず行い、造影CTや内視鏡などにすぐ行けるよう、モニター、酸素、吸引、更衣などを整えて移動の準備を行う。

ミニ症例で実際の動き方をチェック！

CASE

50代男性　心窩部痛・吐血で救急搬送

1カ月前から食後に腹痛を感じることがあった。来院当日、茶褐色の嘔吐を3回したため救急要請し来院となった。救急隊接触時のバイタルサインは、心拍数110回/min、血圧90/40mmHg。心筋梗塞の既往があり、アスピリン（バイアスピリン®）を内服している。

来院前から疾患を想起して準備を始めておく。やや頻脈・低血圧であり、ショックの可能性も考えられ、収容場所として、スタッフステーションから近く、目が届きモニタリングしやすいベッドを選ぶ。また、ルートは2本取る準備をし、造影にも対応できるようにしておく。採血スピッツは血算、生化学、凝固系のほかに血液型やクロスマッチを準備する。さらに、嘔吐しているため、ガーグルベースンや吸引の準備もしておく。

来院後は、**まずはバイタルサインをチェック**する。バイタルサインだけではなく、**意識レベルや末梢冷感の有無など身体所見も確認し、ショック徴候がないか緊急度をアセスメント**する。本症例では救急隊接触時とバイタルサインは変わらず、末梢冷感を認めたため、ショックと判断した。**ショックの対応として、モニターの装着とともに酸素投与を開始**する。できれば 20G 以上の太いものが望ましいが、末梢が締まっていたりして難しい場合には、**ルート確保を急ぐ**。本症例では、まずは 22G でルート確保し、同時に採血も行った。初診であり、血液型の登録がなかったため、血液型とクロスマッチも検査した。2本目のルートは 20G で確保でき、補液を行った結果、バイタルサインは安定した。

　医師は問診をしつつ腹部診察を行った。**直腸診も行うとのことだったので、カーテンで仕切りをし、ズボンを下ろす際にバスタオルを掛けてプライバシーに配慮**した。来院時に状態の悪かった患者であり、**医師の診察の合間を縫って、更衣や金属チェックなどをして、造影 CT や止血術などにすぐに向かえるように準備**をしておく。

　直腸診では黒色便を認め、上部消化管出血の疑いで造影 CT 検査を行うと、胃内に露出血管を疑う胃潰瘍を認めた。**緊急内視鏡を行うこととなり、モニター類や酸素など移動の準備**を行い、出棟。無事止血が完了し入院することとなった。途中、**トイレに行きたいとのことであったが、安静臥床を優先し、尿器で排尿させ、以後検査の間はオムツで対応**した。看護師が**診察の合間を縫ってよく話を聞く**と、会社の経営状況が不安定でストレスがあり、毎日酒を大量に飲んでおり、以前から時折黒色便を認めていたとのことだった。

[引用・参考文献]

1） Barkun, A. et al. Systematic review of the symptom burden, quality of life impairment and costs associated with peptic ulcer disease. Am J Med. 123 （4）, 2010, 358-66.
2） Lanas, A. et al. Peptic ulcer disease. Lancet. 390 （10094）, 2017, 613-24.
3） Kellerman, RD. et al. Conn's Current Therapy 2024, Elsevier Inc, 2023, 227-30.
4） Lee, SP. et al. Risk Factors for the Presence of Symptoms in Peptic Ulcer Disease. Clin Endosc. 50 （6）, 2017, 578-84.
5） 日本消化器病学会編. 消化性潰瘍診療ガイドライン 2020 （改訂第 3 版）. 東京, 南江堂, 2020, 3.

（佐々並三紗）

2 胆嚢炎・胆管炎

疾患を疑うポイントをチェック！

✅ 急性胆嚢炎の症状

一般的には急性発症の心窩部から右上腹部の痛みを訴える。この痛みは持続性で、4〜6時間以上など長時間続くことが多い。背部や右肩に放散痛を訴える場合もある。そのほか、発熱、悪心・嘔吐などを伴うことがある。

✅ Murphy 徴候

急性胆嚢炎に特徴的な身体所見で、「呼気時、右肋骨弓下に検者の手を滑り込ませると疼痛により呼気が停止する」というものである 図1 。手の代わりにエコーのプローブを使って行うことで誘発される「sonographic Murphy 徴候」というものもあり[1]、いずれも有用である。

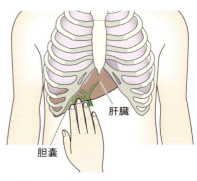

図1 Murphy 徴候

✅ 急性胆管炎の症状

発熱、上腹部痛などがみられることが多い。重症例では敗血症に至っている可能性もあるため、注意が必要である。

✅ 敗血症

感染症により臓器障害が引き起こされている重篤な状態。その中でも血圧が低下するものなどを敗血症性ショックという。救命のため、適切な輸液や昇圧薬投与、迅速な抗菌薬投与が必要になる[2]。

疾患の機序これだけチェック！

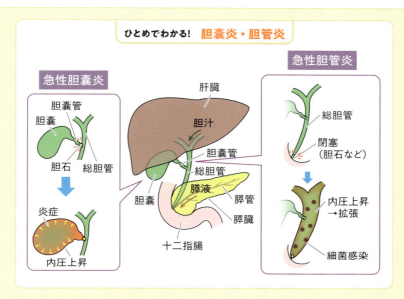

- **急性胆嚢炎**
  胆嚢管が詰まり、胆嚢内に胆汁がうっ滞し、胆嚢に炎症が起こる。細菌感染を合併する場合もある[3]。胆嚢管が詰まる原因のほとんどは胆石である。
- **急性胆管炎**
  総胆管が何らの原因で詰まりうっ滞し、そこに細菌感染が併発することで発症する[4]。総胆管が詰まる原因は胆石のことが多いが、悪性腫瘍などほかの疾患による可能性もある。

初期対応時の動き方をチェック！

検査

☑ 血液検査

白血球やCRPなどの炎症マーカー、肝・胆道系酵素などをみるため、血算や生化学は必ず検査する。手術や内視鏡治療、抗菌薬治療が必要になることもあるため、凝固系や血液型など手術に必要な項目や血液培養についても考慮する。

☑ 画像検査

急性胆嚢炎、急性胆管炎いずれの場合でも、診断のうえで画像検査が必須である。画像検査の種類はさまざまあるが、現実的には単純＋造影CT検査が行われることが多い。急性胆嚢炎であれば胆嚢の腫大や壁肥厚、急性胆管炎であれば胆管拡張がみられる。

初療

☑ 薬剤投与

細胞外液や抗菌薬の投与が必要になることが多い。特に急性胆管炎で敗血症になっている場合などでは、迅速な抗菌薬投与が重要となる。患者の症状をみて鎮痛薬の投与も積極的に検討する。

☑ 急性胆嚢炎の治療 図2

発症早期（3～7日以内）であれば、緊急または入院後早期に手術（胆嚢摘出術）を行うことが望ましい。重症の場合は手術のリスクが高いため、エコーガイド下に体表から胆嚢を穿刺して胆嚢の内容物を回収する「経皮経肝胆嚢ドレナージ（PTGBD）」が適応になる[5]。

☑ 急性胆管炎の治療 図2

多くの症例で内視鏡的胆道ドレナージ（ERCP/EBD）が有効な治療である。軽症の場合は入院後に行うが、重症の場合は緊急で行う必要がある[5]。

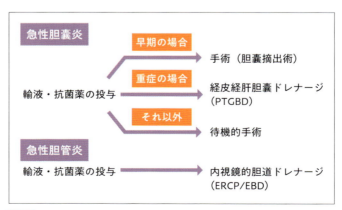

図2 急性胆嚢炎と急性胆管炎の治療

4章 腹痛

救急ナースはこう動く！

→ まずはルート確保を行い、血液検査を行う。ルートについてはその後に造影CT検査が考慮されることもあり耐圧式のものが望ましい。初期輸液は細胞外液が望ましく、腹痛のコントロールのため鎮痛薬（アセトアミノフェンなど）の投与についても積極的に検討する。血液検査項目については担当医の判断によるが血算、生化学に加え、凝固系、血液型、血液培養などが必要になる可能性があることに注意する。画像検査は単純＋造影CT検査が選択されることが多く、スムーズに行えるよう調整する。

→ 急性胆嚢炎と診断された場合は手術やPTGBDが、急性胆管炎と診断された場合はERCPなどの治療が緊急で必要になる可能性があるので、手術室や内視鏡室など他部署との連携を意識して動く。重症の場合は敗血症になることもあるため、血圧や脈拍などバイタルサインの変動に注意する。

ミニ症例で実際の動き方をチェック！

CASE

42歳女性　右上腹部痛で救急搬送

救急要請

食事後に右上腹部痛を自覚。しばらく横になって休んでいたが症状が治まらず救急要請。

来院時のバイタルサイン

体温37.6℃、血圧124/88mmHg、脈拍数102回/min、SpO$_2$ 99%（room air下）、呼吸数24回/min

来院後の経過

担当医の身体診察では、右上腹部に圧痛がありMurphy徴候が陽性であったため、急性胆嚢炎が疑われた。そのため、**耐圧式の輸液ルートを確保**した。急性胆嚢炎の疑いが強いため、**緊急手術や抗菌薬治療が必要となることから、担当医と相談しながら、血算、生化学、凝固系、血液型、血液培養などの血液検査を実施**した。また、**細胞外液を投与しつつ、担当医と相談し鎮痛のためアセトアミノフェンを投与**した。

画像検査は単純および造影CTを行う方針となったため、**CT室に連絡し、スムーズに検査できるよう調整**を行った。CT検査では胆嚢の腫大と壁肥厚が確認され、ほかの検査結果や身体所見などを総合的に考慮した結果、急性胆嚢炎の診断となった。救急科医師と外科医師で相談のうえ、発症早期であることから緊急手術の方針となった。

手術室と連携し、手術室への移動時間などを調整し、患者がスムーズに手術へ移行できるよう手配した。**バイタルサインの変化を逐一チェックしながら手術室へ移動し、手術室看護師に必要な情報を申し送って引き継いだ**。

Emer-Log 2025年 春季増刊　117

［引用・参考文献］
1） Ralls, PW. et al. Prospective evaluation of the sonographic Murphy sign in suspected acute cholecystitis. J Clin Ultrasound. 10 (3) , 1982, 113-5.
2） Evans, L. et al. Surviving sepsis campaign: international guidelines for management of sepsis and septic shock 2021. 47 (11) , 2021, 1181-247.
3） Strasberg, SM. Clinical practice. Acute calculous cholecystitis. N Engl J Med. 358 (26) , 2008, 2804-11.
4） Ahmed, M. Acute cholangitis - an update. World J Gastrointest Pathophysiol. 9 (1) , 2018, 1-7.
5） 急性胆管炎・胆嚢炎診療ガイドライン改訂出版委員会. 急性胆管炎・胆嚢炎診療ガイドライン 2018（第 3 版）. 東京, 医学図書出版, 2018, 226p.

（大野裕文）

4章 腹痛

③ 虫垂炎

疾患を疑うポイントをチェック!

☑ 虫垂炎を見抜くのは難しい

「虫垂炎を見抜くポイントはありません」。このようなことを言うと驚くかもしれないが、実際には「ピンポイントの診察で虫垂炎を見抜くことは難しい」ということである。

急性虫垂炎は、急性腹症の原因として頻度が多い疾患である。しかし、急性虫垂炎の初期症状はさまざまであり、その後の症状経過にも個人差がある。

本項では「疾患を見抜くポイント」ではなく、急性虫垂炎に関する知識を活用して臨床的な判断を行うことを目標とする。

☑ 患者の訴えや症状を「時間経過」で判断する

通常、腹痛を訴えて受診した患者に対して、身体所見とその経過から鑑別疾患をあげて除外していく。まれに急性虫垂炎の典型的な症状が揃ったタイミングで受診する場合もあるが、それは患者にとっても運がよかったかもしれない。

診断名を患者に告げると「そういえば数日前から我慢していました」などとカミングアウトされることもある。感染を伴う炎症は、血管性病変のように突然発症ではなく、患者の免疫能に影響を及ぼしたり、虫垂周囲組織へ炎症が波及したりするには、ある程度の時間がかかる。

☑ 単純性と複雑性に分けて考える

最近では、急性虫垂炎を「単純性虫垂炎」と「複雑性虫垂炎」に分けて治療方針を検討する。ここでの「複雑性」は、細菌感染による炎症、腫大した虫垂が壊死あるいは穿孔して汎発性腹膜炎を生じることや虫垂周囲組織の炎症が進行して膿瘍形成することを指す 表1 。この分類に加えて虫

Emer-Log 2025年 春季増刊　119

表1 急性虫垂炎の病型分類

	時間経過	臨床的特徴
単純性虫垂炎 （非穿孔性虫垂炎）	発症〜2日程度	虫垂腫大、虫垂組織の炎症 限局性腹膜炎
複雑性虫垂炎 （穿孔性・壊死性虫垂炎）	数日〜1週間以上	虫垂周囲蜂窩織炎 汎発性腹膜炎 敗血症性ショック 虫垂周囲限局性の膿瘍形成

垂内に存在する糞石も保存的治療あるいは手術適応を判断する際に影響する。

疾患の機序これだけチェック！

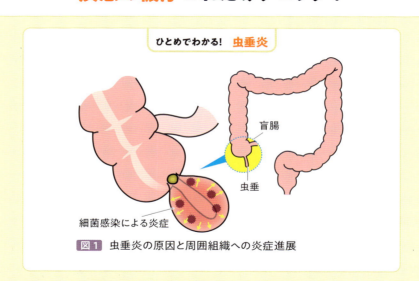

図1 虫垂炎の原因と周囲組織への炎症進展

　急性虫垂炎の経過は、感染初期の炎症→蜂窩織炎→膿瘍形成へと進行する。そのため、虫垂に炎症が生じて、その後周囲へ感染が拡大していくには数日かかる。急性虫垂炎は、**全身状態や腹部所見の経過で判断することが重要**である。抵抗力（免疫能）や虫垂周囲組織の構造（回盲部、虫垂、周囲組織）によって症状が異なることを理解しておくとよい 図2 。

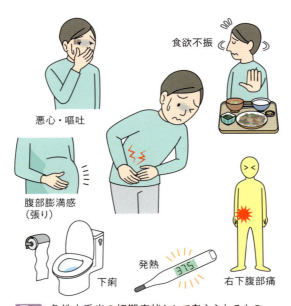

図2 急性虫垂炎の初期症状として考えられるもの
その時に判断できなくても、経過をみる必要性を伝える対応がよい

初期対応時の動き方をチェック！

検査

☑ Alvarado Score

　日本には急性虫垂炎の診断や治療のガイドラインはないが、最近、臨床で用いるスコアとして「Alvarado Score」表2 [1] があり、検査や治療方針の決定に用いられる。また、複雑性虫垂炎のリスク因子として、白血球数高値、CRP高値、そして年齢（高齢者）がある。若年者より高齢者で、虫垂壁の壊死や穿孔をきたしやすいので注意が必要である。

☑ 画像検査

　右下腹部痛をきたす疾患は、急性虫垂炎だけでなく大腸憩室炎、腸炎、腫瘍など鑑別すべき疾患が多くある。成人では腹部X線・単純CTのみでも診断は可能だが、造影CTを行うことで、虫垂の腫大・壁肥厚、穿孔の有無、盲腸や虫垂周囲組織に波及する炎症所見、腹水の状況などが、より詳細に評価できる場合がある。

表2	Alvarado Score （文献1より作成）	
	項目	**点数**
症状	腹痛部位の移動	1点
	食欲不振	1点
	悪心・嘔吐	1点
所見	右下腹部の圧痛	2点
	反跳痛	1点
	発熱	1点
検査	白血球数上昇 10,000/μL以上	2点
	白血球核左方移動	1点

※3点以下：虫垂炎の除外が可能。
　7点以上：虫垂炎の可能性が高い。

14歳未満の小児や妊産婦では、急性虫垂炎の診断のための画像検査として腹部超音波検査を行うべきとされている[2]。腹部超音波検査の際には、上腹部から下腹部、側腹部まで広く露出することで、検査が行いやすく検査時間の短縮にもつながる。検査補助の際には、このことに配慮することが望ましい。

> **救急ナースはこう動く！**
>
> → 救急外来では、病歴の聴取や身体診察の結果、急性虫垂炎の可能性が高いと判断すれば、画像検査を行って診断を進める。
> → 発症初期で虫垂内圧が上昇し、強い腹痛がみられる場合でも、血液検査と身体所見が一致しないこともあるため注意する。

初療

急性腹症の原因が急性虫垂炎と診断されれば、保存的治療か手術適応かを判断する。

✅ 全身状態が安定している場合

全身状態が安定している患者では、入院時検査や静脈路確保を行い、患者本人に医師が説明した絶食指示の内容を確認する。また、病棟内での安静度や疼痛コントロールについても説明する。特に**絶食指示は緊急手術の可能性があるため、患者の理解が得られるように説明することが重要**である。

4 章　腹痛

☑ 緊急度が高い場合

　発熱、血圧低下、意識障害などバイタルサインの異常を伴うショックで搬送された患者で、その原因が急性虫垂炎に伴う細菌感染による敗血症性ショックである場合、緊急度が高くなる。速やかに初期治療（蘇生治療として、気道確保、高流量酸素投与、初期輸液を速やかに実施）を開始して、血液培養、画像検査を実施して腹腔内の感染源を疑う所見を検索する。

☑ 妊産婦・高齢者の場合

　妊産婦・高齢者では、症状経過や腹部所見が典型的でなく腹膜刺激症状もはっきりしないことがある。そのため、単に下腹部痛のみで受診することがある。このような状況であっても、急性虫垂炎は鑑別疾患として考慮しておく必要がある。

ミニ症例で実際の動き方をチェック！

CASE

30 代男性　朝から腹痛が改善しないため、夜間救急外来をウォークイン受診

　3 日前から悪心、上腹部の張りを感じていたが様子をみていた。受診日の朝には、腹部全体の痛みがありながらも会社に出勤した。発熱は自覚していないが、食欲がなく水分のみを摂取して過ごしていた。夕方になっても腹痛が改善しないため、夜間救急外来をウォークイン受診した。
　来院時の所見は以下のとおりであった。

> 血圧 136/80mmHg、脈拍数 80 回 /min、呼吸数 15 回 /min、体温 36.9℃
> 腹部所見：腹壁軟、腸蠕動音亢進なし、右下腹部に圧痛軽度、同部位のタッピングで疼痛増強を認めた
> 血算：白血球数 11,000 個 / μL、CRP 2.0mg/dL
> 腹部超音波検査：異常なし

　初診時に、急性虫垂炎の可能性が高く入院加療が必要と判断したものの、患者の都合でどうしても入院できない状況であった。救急外来では、このように帰宅して経過観察をしなければならないような場面に遭遇することがある。その際には、**次回受診を指示し、必ず診察を受ける必要があることを患者に理解してもらうことが重要**である。「そのまま様子をみましょう」という説明は避けるべきである。説明の際には、医師と看護師が同席することが望ましく、以下の内容を診療録に記録

Emer-Log 2025年 春季増刊　123

しておくべきである。

①急性虫垂炎の可能性があり、経過観察が必要であること。再度、診察が必要であること
②次回受診までに食事はとらないこと、最低限の水分摂取は可能であること
③腹痛や嘔吐が改善せず、38℃以上の発熱が続く場合は速やかに受診できること

　本症例は、翌日外科外来を受診して入院となり、急性虫垂炎（非穿孔性虫垂炎）と診断され、手術を行い、術後経過は良好であった。欧米では、急性虫垂炎の手術の適応などについて「ガイドライン」[3] が示されていて、「単純性虫垂炎」と「複雑性虫垂炎」に分けて治療方針を決定している。急性虫垂炎の治療に関する知識として、以下の点を理解しておくとよい。

・急性虫垂炎の診断後は、可及的早期に手術を行うことを推奨する。
・単純性虫垂炎（非穿孔性虫垂炎）では、手術療法が gold standard である。
・単純性虫垂炎（非穿孔性虫垂炎）では、腹腔鏡下手術が推奨される。
・穿孔性急性虫垂炎では、腹腔鏡下手術を行ってもよい。
・肥満および 65 歳以上の患者には、腹腔鏡下手術が推奨される。
・複雑性虫垂炎の治療については、結論を出すのが難しい。
・腹膜炎の症状がない腫瘤形成性の虫垂炎には、非手術を選択してもよい。
　待機的手術がよいとする十分なデータはない。
・すべての切除された虫垂は病理検査に送り、その結果を確認することが推奨される。
・複雑性虫垂炎の術後抗菌薬の投与は推奨される。
　単純性虫垂炎では術後抗菌薬をルーチンに投与するエビデンスはない。

まとめ

　急性虫垂炎は症状の経過で判断することが実践的である。その際に患者・家族が不安をもたないように、急性虫垂炎への正しい理解を促す説明が大切である。

[引用・参考文献]
1)　Alvarado, A. A practical score for the early diagnosis of acute appendicitis. Ann Emerg Med. 15 (5) , 1986, 557-64.
2)　Garcia, EM. et al. ACR Appropriateness Criteria® Right Lower Quadrant Pain-Suspected Appendicitis. J Am Coll Radiol. 15 (11S) , 2018, S373-87.
3)　Gorter, RR. et al. Diagnosis and management of acute appendicitis. EAES consensus development conference 2015. Surg Endosc. 30 (11) , 2016, 4668-90.

（本多英喜）

腸閉塞

疾患を疑うポイントをチェック！

　腸閉塞にはさまざまなタイプがあるが、**救急外来でよく遭遇するのは癒着性腸閉塞と絞扼性腸閉塞**である。癒着性腸閉塞は症状と病歴から診断するのが容易であるのに対し、絞扼性腸閉塞は診断が難しい。
　それぞれの症状と病歴から腸閉塞を疑うポイントをチェックする。

☑ 癒着性腸閉塞を疑う症状

　腹痛、嘔吐、排便・排ガスの停止が3つとも揃う場合には、癒着性腸閉塞である可能性が高い。嘔吐はほかの2つの症状より出現率がやや低い（50%～）ので、腹痛と排便・排ガスの停止の2つでも可能性は十分ある[1]。

● 腹痛
　間欠的な腹痛を呈する。**痛い時間帯と痛くない時間帯が繰り返しやってくる**[2]。痛い時間帯は患者は苦悶の表情をするが、痛くない時間帯は普通に話ができるレベルになる。どちらかの時間帯しか接していないと判断を誤ってしまうので注意する。

● 嘔吐
　黄褐色の水様性の吐物を複数回嘔吐する。嘔吐量は多い。単回の嘔吐、吐物が未消化の食物残渣などの場合は、ほかの原因の可能性が高くなる。
　吐物は胃内容物という意味なので、直接吐いたもの以外に経鼻胃管の排液などからもチェックできる。

● 排便・排ガスの停止
　排便・排ガスは腹痛が生じるより前に停止している。**痛くなってから排便や排ガスがある場合には、腸閉塞ではない可能性が高くなる**。ただし、これには例外があり、緊急手術が必要な絞扼性腸閉塞では腹痛出現後も排便がある[3]。

☑ 癒着性腸閉塞を疑う病歴

● 腹部手術の既往

癒着性腸閉塞は手術既往がないと発症しない。また、繰り返し発症することが多いので、患者自身が「前回と同じ」と自己診断していることもよくある。腹部の手術であればすべて原因になりうるが、虫垂切除後と骨盤手術（子宮全摘、直腸切除）に多い。腹腔鏡手術では起こりにくい。

● 繊維性の食歴

食物繊維を多く含む食事を1～2日前にしているかどうかもポイントになる。食物繊維は体にはいいが、消化しないので腸閉塞の原因（詰まってしまう）になりやすい。海藻類（コンブ、ワカメなど）、キノコ類などを多めに摂取していないかどうかチェックする。

☑ 絞扼性腸閉塞を疑う症状

絞扼性腸閉塞の特徴は、痛みが強いことと間欠痛ではないので痛くない時間帯が存在しないことである。また、吐物は典型的な水様嘔吐ではなく、むしろ食物残渣様や緑色胆汁性嘔吐のことが多い。

● 強い腹痛

癒着性腸閉塞は腸管が拡張して緊満することによって痛みが生じるが、絞扼性腸閉塞では腸管への血流が阻害される虚血による痛みである。この**内臓虚血は味わった者にしかわからない、いいようのない強い痛み**となる。

● 嘔吐

嘔吐は頻回にみられ、**吐物は食物残渣、または胆汁性嘔吐でも黄色や褐色ではなく緑色**であることが多い。

癒着性腸閉塞とは吐物の内容が異なるので、吐物内容を聴取するか自身で確認することが必要である。

● 排便・排ガス

癒着性腸閉塞では症状の出現前に排便・排ガスが停止するが、絞扼性腸閉塞の場合は受診時点で排便・排ガスが停止していないこともよくある[3]。

☑ 絞扼性腸閉塞を疑う病歴

● 腹部手術の既往

ただし、癒着性腸閉塞と異なり、絞扼性腸閉塞では腹部手術の既往がなくとも発症することに注意する。

疾患の機序これだけチェック！

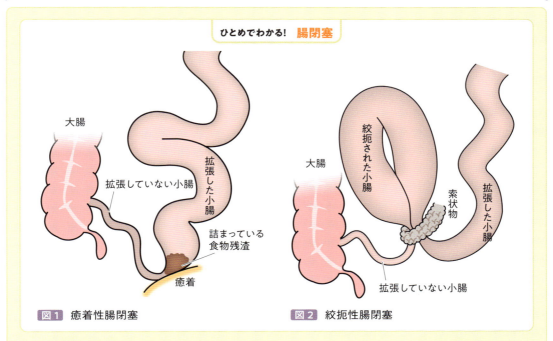

ひとめでわかる！ 腸閉塞

図1 癒着性腸閉塞

図2 絞扼性腸閉塞

- **癒着性腸閉塞**
  過去の手術創に小腸が癒着して狭くなっている箇所に、消化の悪い食物残渣が詰まることで発症する 図1 。
- **絞扼性腸閉塞**
  大網などの索状物によって小腸のループがトラップされ、腸間膜が締め付けられて小腸がうっ血し、その後虚血となることで発症する 図2 。

初期対応時の動き方をチェック！

検査

☑ 腹部造影 CT 検査

腸閉塞を評価するためには、腹部造影 CT が必要になる。**拡張した小腸と拡張していない小腸の境目で口径差がある部位をチェック**する。

☑ 腹部単純 X 線検査

頻回に癒着性腸閉塞で来院している場合には、単純 X 線検査だけでも診断可能である。繰り返す癒着性腸閉塞の病歴がある場合、医師が診断するまでもなく患者本人が一番よくわかっている。このようなケースでは、腹部単純 X 線検査の所見が前回同様ならそれ以上の検査は必要ない。

救急ナースはこう動く！

→ 腸閉塞の**症状が以前から何度も繰り返すものなのか、初めての経験なのかをしっかり聴取**する。加えて、**腹部手術の既往があるかないかが重要**となる。腹部手術の既往がない場合のほうが緊急手術になる可能性が高くなる。

初療

腸閉塞の初療は減圧なので、NG チューブもしくはロングチューブ（イレウス管）が留置される。NG チューブはベッドサイドで挿入されるが、ロングチューブの挿入は近年では内視鏡下に行われることが多い。

救急ナースはこう動く！

→ NG チューブをベッドサイドで挿入する際は、挿入時の刺激で嘔吐する可能性がある。**嘔吐しても衣服やシーツが汚れないようにあらかじめ衣服を脱がせたり、周囲にドレープをしたりするなどの予防策を行う。**さらに**吐物を回収する膿盆や袋を用意**しておく。

4章　腹痛

ミニ症例で実際の動き方をチェック！

CASE

50 歳女性　小腸イレウスに対して NG チューブ挿入後も腹痛を訴える

● 経過の概要

　腹痛と嘔吐があり、担当医は小腸イレウスと診断して NG チューブを挿入。保存治療の方針で入院となった。しかし、NG チューブ挿入後も患者は腹痛を訴え、NG チューブからは緑色の排液を少量認めた。担当医に腹痛が続いていることを報告したが、担当医は痛み止めの指示をするのみだった。

この症例のナーシングポイント

　保存治療の対象となる典型的な癒着性腸閉塞は、①腹部手術の既往がある、② NG チューブ（またはロングチューブ）挿入後は腹痛が消失する、③チューブからの排液は黄褐色かつ大量という特徴がある。

　それにあてはまらない本症例では、緊急手術の対象となる「絞扼性腸閉塞」を疑わなくてはならない。ドレナージチューブ挿入後も痛みが続く場合は手術すべきかどうか再検討する必要があるので、痛み止めで対処して大丈夫かどうかを担当医に再度確認する。

　同じことで何度もコールするのはためらわれるところだが、絞扼性腸閉塞、特に腸管虚血があるかどうかは画像検査（CT）をもってしてもいまだ判断が難しい[4]。つまり、CT 読影が正しく行われても診断が難しい疾患なので、担当医が「癒着性腸閉塞なので保存治療で大丈夫」と判断していても実際は手術が必要なケースがある。患者が痛みを訴え続けるときは、救急ナースとして引き下がってはいけない。

［引用・参考文献］

1）　Perea García, J. et al. Adhesive small bowel obstruction: predictive value of oral contrast administration on the need for surgery. Rev Esp Enferm Dig. 96 (3) , 2004, 191-200.

2）　Cheadle, WG. et al. The importance of early diagnosis of small bowel obstruction. Am Surg. 54 (9) , 1988, 565-9.

3）　Markogiannakis, H. et al. Acute mechanical bowel obstruction: clinical presentation, etiology, management and outcome. World J Gastroenterol. 13 (3) , 2007, 432-7.

4）　Paulson, EK. et al. Review of small-bowel obstruction: the diagnosis and when to worry. Radiology. 275 (2) , 2015, 332-42.

（窪田忠夫）

5 急性膵炎

疾患を疑うポイントをチェック！

☑ 患者背景

胆石症や急性膵炎の既往、アルコール多飲、中年、肥満、ERCP（内視鏡的逆行性胆管膵管造影）後などがリスク因子となる。

☑ 症状

典型的な症状は、心窩部から左上腹部の腹痛や左背部痛（左肩甲骨への放散も）である。心窩部を中心に筋性防御を伴うこともある。炎症の波及により、側腹部や下腹部などにも痛みを発症しうる。

発熱や嘔吐、食欲不振の症状も比較的頻度が高く、胆石性や膵頭部の腫脹が強い場合では黄疸、また特に重症では全身症状として頻呼吸・呼吸不全やショック、意識障害、乏尿などもみられる。Grey-Turner 徴候（側腹部）、Cullen 徴候（臍周囲）、Fox 徴候（鼠径靱帯下部）といった皮下出血斑が出血性膵炎の徴候として知られるが、頻度は低い。

☑ 発症様式

主な鑑別疾患には、急性腹症である消化管穿孔や腸閉塞、腸間膜動脈閉塞症、急性大動脈解離、腹部大動脈瘤破裂などがある。急性膵炎では、比較的強い痛みが「急性発症」であるか「突然発症」であるかが1つの鑑別ポイントとなる。発症後急速に痛みが増強するため、患者は「突然痛くなった」と表現することもある。しかし、丁寧に問診ができれば（痛みが激しく患者はそれどころではないこともある）、急性膵炎ではある瞬間にスイッチを入れたように最大の痛みが生じる**突然発症ではなく、発症から痛みのピークまで数分から十数分を要していることが多い**。

上腹部痛・背部痛の鑑別疾患として、突然発症するものには、消化管穿孔や絞扼・捻転、血管系（心筋梗塞、大動脈解離、腹部大動脈瘤破裂、腸間膜動脈閉塞症、急性腸管虚血、肝細胞がん破裂）などがある。

☑ 姿勢

仰臥位で増悪する強い腹痛のため、仰臥位で安静にするのは好まない。腹膜刺激症状のために、多くは動かず前屈位や胸膝位で痛みをとってほしいと訴えるというのが典型例である。

☑ 血液・尿所見

急性膵炎を疑う場合、血液検査でアミラーゼやリパーゼの値を確認することが重要である。また、急性腹痛の患者で高血糖や尿糖、高トリグリセリド（TG〔中性脂肪〕）血症がみられる場合も急性膵炎を疑うべきである。

疾患の機序 これだけチェック！

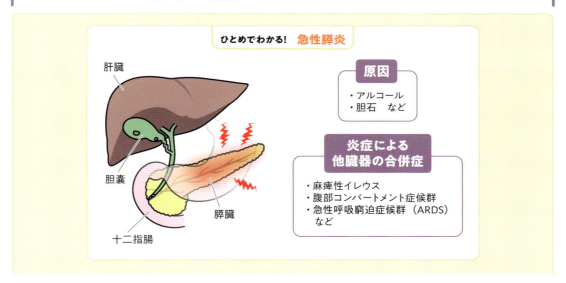

ひとめでわかる！　急性膵炎

肝臓／胆嚢／十二指腸／膵臓

原因
・アルコール
・胆石　など

炎症による他臓器の合併症
・麻痺性イレウス
・腹部コンパートメント症候群
・急性呼吸窮迫症候群（ARDS）
など

膵炎の病因は、慢性的なアルコール多飲、胆石によるものがほとんどである。そのほかに高トリグリセリド血症、ERCP後、薬剤性、遺伝的要因なども指摘されているが、原因不明のことも少なくない。

膵臓は腹膜腔より後方（背側）にある後腹膜臓器で、腹腔神経叢が近接する。膵臓やその周囲に炎症が及ぶと、その炎症や漏れ出た膵酵素による周囲組織の破壊により強い腹痛が生じる。膵臓を取り囲む腸間膜の構造上、膵鉤部の炎症が強い場合には右下腹部へ、膵体尾部の炎症が強い場合には左側腹部から下腹部へ膵酵素を含んだ浸出液が広がり、痛みや出血斑を生じる。

炎症によって血管透過性が亢進すると後腹膜や腸間膜に浮腫が生じ、血管内から血管外へ水分が移動する。この結果、血管内脱水が起こる。重症例では腹腔内圧が上昇し、麻痺性イレウスや腹部コンパートメント症候群をきたすことがある。また、全身性の反応として腎機能障害や急性呼吸窮迫症候群（ARDS）などの合併症を引き起こす。

初期対応時の動き方をチェック！

検査

☑ 血液検査

◉ 診断的意義

・膵逸脱酵素（アミラーゼ、リパーゼ）

発症初期では上昇しないこともある。『急性膵炎診療ガイドライン2021』[1]では、血中リパーゼ（困難な場合は、血中アミラーゼ）の測定を推奨している。

・ビリルビン、ALP、γGTP、AST、ALT

胆石性膵炎の可能性（※3項目以上に異常がある場合[1]）。

◉ 重症度・予後因子

・血算（白血球、血小板）、生化学、血液ガス

アシデミアや血小板数、LDHやCa値は重症度や予後に影響する因子とされる。Pancreatitis Bundlesにしたがい、繰り返し予後因子評価を行う。

☑ 尿検査

・尿アミラーゼ、尿糖、尿中トリプシノーゲン2（UT-2）

4 章　腹痛

　その場で血液検査ができない医療機関の場合、約 10 分で判定可能な UT-2 簡易試験紙検査が有用。2020 年 11 月から保険収載、2021 年 1 月から発売されている。

☑ 画像検査

　臨床所見、血液・尿所見に加えて形態変化で診断の傍証となる。また重症度や成因、合併症の評価を目的として画像検査を行う。

● 腹部超音波検査

　膵腫大や周囲の炎症を描出するほか、胆石・胆管拡張や合併症、血管病変など鑑別疾患の検索に有用である。超音波検査は被曝がなく実施できるが、腸管ガスによって描出不良になることがある。加えて、検査実施者のスキルによって診断の精度に差が出ることがある。

● CT 検査

　超音波検査で描出困難な部位も撮影できる。また造影 CT で炎症の進展度、膵の造影不良域を確認し、重症度評価に用いる。

● MRI／MRCP

　総胆管結石の検出感度は超音波、CT と比較して格段に優れる。また膵管の形態異常も検出可能である。急性膵炎自体の診断には不要だが、成因診断に用いる。

救急ナースはこう動く！

→ 多くの場合、急性腹症として初期対応を開始する。ほかの急性腹症との鑑別も考えると、**造影 CT が必要となることが多いことを念頭に、確実な造影ルートの準備やアレルギーの確認**をしておく。

→ ウォークイン患者であっても、**頻呼吸や意識障害、頻脈などのバイタルサインの異常や、振動を避けるような歩き方（腹膜刺激徴候があるのでは？）など、トリアージの時点で重症化を示唆する所見**がみられることがある。その場合には、優先順位の変更や早めの医師への情報提供などの工夫ができるとよい。

初療

☑ 絶食

　急性期には、膵液の分泌を促進しないよう絶食とする。胃管挿入は腸蠕動が低下して胃内容物が停滞し、悪心・嘔吐があるような場合には考慮されるが、ルーチンでは不要である。膵炎悪化予防の意義はないが、一般的なストレス潰瘍予防として H_2 受容体拮抗薬やプロトンポンプ阻害薬（PPI）などの制酸薬を使用することがある。

Emer-Log 2025年 春季増刊　133

☑ 補液

血管内脱水を是正するために細胞外液の補液が必要となる。十分な輸液を行うが、軽症膵炎に積極的輸液（最初の2時間で体重に対して20mL/kgをボーラス、その後3mL/kg/h持続）を行った場合、中程度の輸液（ボーラスなし〔脱水がある場合のみ2時間で10mL/kgのボーラス〕で1.5mL/kg/h持続）を行った場合に比べて体液過剰による有害事象が増えるといった報告[2]もあり、過剰輸液に注意が必要である。

『急性膵炎診療ガイドライン2021』[1]では輸液量の具体的な推奨はないが、BUN、ヘマトクリット、中心静脈圧、心拍数、血圧、尿量などにより複合的に判断するとされる。輸液の種類では、リンゲル液などの緩衝液が生理食塩水と比較して、膵局所合併症発症率の低下や発症24時間後のSIRSスコアの改善など予後良好であることを示す証拠が増えている。

☑ 鎮痛

強い腹痛などの苦痛への対応は、患者の満足度だけではなく、その後の心不全やせん妄の発症に関与する可能性がある。アセトアミノフェンやNSAIDs、ペンタゾシン（ソセゴン®）のほかにフェンタニルなどのオピオイドも使用される。

☑ 呼吸・循環管理

ショックや呼吸不全を呈する場合、人工呼吸管理が必要となることがある。

☑ ERCP ＋ EST／EPBD

重症胆石性膵炎の場合、胆管炎の合併や胆石嵌頓があればERCP、EST（内視鏡的乳頭括約筋切開術）／EPBD（内視鏡的乳頭バルーン拡張術）により閉塞を解除する。

☑ その他

胆管炎併発などの感染が明らかでない急性膵炎に対する予防的抗菌薬投与は推奨されず、軽症では行わないことが推奨されている。また、タンパク分解酵素阻害薬も推奨はない（いずれも明らかな予後改善効果が証明されていない）。

4 章　腹痛

救急ナースはこう動く！

→ 適切な量の補液を保つよう、循環・呼吸のモニタリングを継続する。『急性膵炎診療ガイドライン 2021』[1] には意識状態、体温、脈拍数、血圧、尿量、呼吸数、酸素飽和度などのモニタリングを入院前から速やかに開始するとされている。そのほか、循環動態の把握のために中心静脈圧や A ライン、重症例では腹部コンパートメント症候群の早期発見目的に腹腔内圧のモニタリングも考慮される。モニタリングに用いられるカテーテルや各種モニタリングキットを準備・手配する。

→ 特にアルコール性膵炎が疑われたり、医療者に対して強い口調で鎮痛を求めたりするなど、医療者が患者に陰性感情を抱く要素がある場合には、苦痛への対応がおろそかになる可能性がある。そのため、陰性感情を抱く自分を客観視するなど適切に痛みを評価するよう留意する。

→ 急性膵炎の成因により、胆石性であれば ERCP を行う可能性、アルコール性であれば入院後アルコール離脱せん妄を起こす可能性などを考慮し、治療方針に対する患者・家族の理解度をアセスメントして必要な補足説明などを行う。

ミニ症例で実際の動き方をチェック！

CASE

60 歳男性　嘔吐・強い心窩部痛で体動困難となり救急搬送

◉ 現病歴

　来院前日の 19 時から同僚と飲酒を伴う会食をし、帰宅後に背部に軽い痛みを自覚したが、そのまま 23 時頃に就寝した。来院当日の朝、心窩部痛と悪心を自覚したが市販の胃腸薬を内服して 8 時半に出勤した。出勤時に周囲から顔色の悪さを指摘された。様子をみたが痛みは治まらず 11 時頃に嘔吐し、強い心窩部痛のために体動困難となり救急搬送された。下痢はなかった。

　前日の夕食は、刺身（マグロ、イカ、サーモン、ブリ、サバ）、揚げ物、サラダなど。

◉ 既往歴

　高血圧、脂質異常症、肥満。

◉ 飲酒歴

　ビール 1.5L ＋酎ハイ 500mL を週 5 日。

◉ 身体所見

　「痛みが緩和するから」とストレッチャーの頭側を上げて搬送された。「自分のタイミングで動きたい」とゆっくり自力で移動し、診察ベッドで背中を丸めて側臥位を取る。

Emer-Log 2025年　春季増刊　135

意識清明、呼吸数 20 回 /min、血圧 168/80mmHg、脈拍数 93 回 /min、体温 37.6℃、SpO₂ 96％（room air 下）。腸蠕動音減弱、心窩部から臍周囲にかけて圧痛あり、同部位に筋性防御、反跳痛も認める。腹部に腫瘤や拍動を触知せず、手術痕や皮疹なし。左肋骨脊柱角（CVA）叩打痛あり

◉ 診療の流れ

（問診の結果から）症状は急性発症としてよいだろう。**上部消化管出血の可能性も考えられるため、吐物の内容・性状を聴取し、吐血ではないことを確認**しておく。既往歴や飲酒歴、食事歴などから、急性膵炎のほかに鑑別疾患として、消化管穿孔、アニサキス症、胆嚢炎、胆管炎、腸閉塞、虫垂炎、心筋梗塞、急性大動脈解離、腹部大動脈瘤破裂、腸間膜動脈の解離・閉塞などを考え、消化管内視鏡検査や造影 CT 検査、検査の結果次第では緊急手術、緊急カテーテル治療を行うことが考慮される。

この場面でのナーシングポイント

→ モニター装着やバイタルサイン測定と並行して痛みの評価を行い、必要に応じて鎮痛薬の投与を提案する。

→ 想定される疾患から次に必要な検査や処置を予測し、造影用耐圧チューブで点滴ルートを確保する。加えて、画像検査室や内視鏡室の状況を把握し、必要に応じて人員を確保するなど、診療全体がスムーズに進むよう配慮する。

血液検査、超音波検査および造影 CT 検査で急性膵炎が疑われた。黄疸やビリルビンの上昇はなく、胆管拡張や明らかな総胆管結石もみられなかった。軽度の腎機能障害があり、経過を考慮するとアルコール性膵炎が疑われた。

この場面でのナーシングポイント

→ 心拍の上昇や血圧低下など重症化の徴候を早期にとらえられるよう、モニタリングを継続する。意識レベルや呼吸状態に注意し、人工呼吸管理が必要となる可能性も念頭に置いて必要な物品がすぐに使えるよう準備しておく。

→ 入院加療の必要性が予想される。普段の飲酒量からアルコール離脱せん妄の発症リスクが高いため、家族にその可能性を説明し、予防治療などについて理解を得ておく。また、予想されるせん妄については予防や対応方針も含めて病棟看護師にも伝達するとよい。

[引用・参考文献]

1) 急性膵炎診療ガイドライン 2021 改訂出版委員会編. 急性膵炎診療ガイドライン 2021（第 5 版）. 東京, 金原出版, 2021, 208p.

2) de-Madaria, E. et al. Aggressive or Moderate Fluid Resuscitation in Acute Pancreatitis. N Engl J Med. 387 (11) , 2022, 989-1000.

3) Silen, W. 急性腹症の早期診断（第 2 版）. 小関一英監訳. 東京, メディカル・サイエンス・インターナショナル, 2012, 272p.

4) 窪田忠夫. ブラッシュアップ急性腹症（第 2 版）. 東京, 中外医学社, 2018, 412p.

5) Forsmark, CE. et al. Acute Pancreatitis. N Engl J MED. 375 (20) , 2016, 1972-81.

（岩田耕生）

6 腹部大動脈瘤破裂

疾患を疑うポイントをチェック！

腹部大動脈瘤は、破裂しない限り無症状であることがほとんどである。しかし、いったん破裂すると死亡率が約50～90%[1]となってしまう恐ろしい疾患である。

☑ 突然の激しい腹痛[2]

腹部大動脈瘤破裂の代表的な症状は、突然の激しい腹痛である。痛みの性状は「鋭い痛み」や「引き裂かれるような痛み」と表現されることが多く、背部痛や腰部痛、鼠径部の痛みを訴えることもある。

☑ 失神、ショック徴候[2]

腹部大動脈瘤破裂は出血性ショックに至ることが多いため、脳への血流低下により、失神や意識障害がみられることがある。そのほか、顔面蒼白やめまい、ふらつき、悪心、不穏、冷汗などのショック徴候を呈することがある。

☑ 低血圧

いわゆるショックバイタルとして、低血圧や頻脈、頻呼吸といったバイタルサインの変化がみられる。

☑ 腹部の膨隆、拍動性腫瘤

腹部に拍動性の腫瘤を触知することがあるが、頻度は高くない。

☑ 他臓器穿破の症状

　大動脈瘤が近くにあるほかの臓器に穿破することがあり、腹部大動脈瘤の場合は下大静脈穿破による動静脈シャント（動脈が勢いよく静脈に流れ込む）で急性うっ血性心不全や下肢浮腫がみられることがある[3]。

☑ 既往歴やリスクファクターのチェック

　もともと腹部大動脈瘤の存在がわかっていることも多く、その場合はあらかじめ破裂を想定した行動ができる。また、高血圧や喫煙は大きなリスクになる[4]。

疾患の機序これだけチェック！

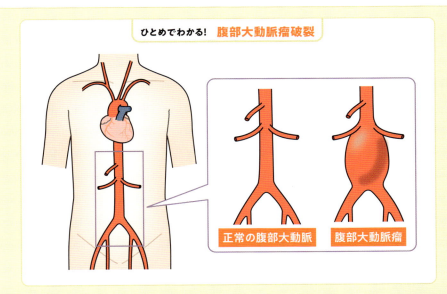

ひとめでわかる！　腹部大動脈瘤破裂

正常の腹部大動脈　　腹部大動脈瘤

　腹部大動脈瘤の9割は加齢による動脈硬化が原因である。一般的に脆弱化した血管壁に血圧やずり応力などの物理的ストレスが加わり、血管径が拡大すると考えられている。このほかに外傷性や炎症性、感染性、先天性などの原因がある[5]。
　血管壁が拡大に耐えられなくなると破裂し、腹腔内や後腹膜腔に大量出血する。

初期対応時の動き方をチェック！

検査

☑ 超音波検査

　大動脈瘤があることを、その場ですばやく、かつ侵襲なく確認することができる。ただし、破裂しているかどうかまで判断することは難しい。

☑ 造影 CT 検査

　大動脈瘤の位置や形状、破裂の有無を評価することができる。ただし、循環動態が不安定な場合は無理に CT 撮影を行わず、根本治療（手術室への移送や転院など）を優先する。

救急ナースはこう動く！

→ 患者からみて身体の右側に超音波機器をすぐに使用できる状態で準備しておく。プローブはコンベックス（最も大きい形の腹部用のもの）を使用する。エコーゼリーも忘れずに準備する。

→ 点滴ルートを作成する際には、三方活栓など側管が接続できる輸液ラインと造影 CT が撮影できる耐圧チューブを使用する。救急外来から CT 室まで速やかに移動できるように備えておくことが重要である。

初療

　何よりもまず意識すべきなのは、腹部大動脈瘤破裂の診療が時間との戦いであるということである。救急外来で目指すのは「治療」でも「バイタルサインの安定化」でもなく、「1 秒でも早く治療ができる場所（手術室や血管外科手術ができる医療機関）に患者が生きてたどり着くこと」である。そのためには、全スタッフのスムーズな連携が必須であり、その中でもナースの動きはチームワークの非常に大きなカギとなる。

4章　腹痛

救急ナースはこう動く！

→ まずは、ほかの疾患と同様に気道、呼吸、循環の評価とバイタルサインの測定を行う。以後も評価とバイタルサインの測定は繰り返し行う。血圧測定の間隔は5分程度に設定しておくとよいだろう。

→ 事前情報（もともと腹部大動脈瘤がある患者が腹痛とそれに伴うショックで搬送されるなど）で腹部大動脈瘤破裂が疑われる場合や、前述した検査で腹部大動脈瘤があるとわかった時点で、速やかに血管外科医にコンサルトする。

→ 迅速な検査や手術、移送や転送などに備え、患者の来院前あるいは来院後早期から他部署（放射線部門〔技師、医師〕や手術部門〔看護師、麻酔科医〕、輸血部門〔臨床検査技師〕）[6]との速やかな連携が必要である。

→ 20G以上の太い末梢静脈路を2本確保する。1本目の穿刺時に緊急手術や入院を想定した血液検体（血算・生化学・凝固系・静脈血液ガス・血液型・感染症スクリーニングなど）を採取し、2本目の穿刺時に交差適合試験用の検体（クロス血）を採取する。

→ たとえ血圧が低くても、大量輸液をしないように心がけるべきである。大量輸液をすることで血圧が上昇し、かえって出血をさせてしまったり、血液が希釈されて凝固障害や低体温、アシドーシスが生じたりするためである。具体的には、収縮期血圧を70～90mmHg程度に維持することを目標にする。これを「permissive hypotension（許される低血圧）」という[7]。

ミニ症例で実際の動き方をチェック！

CASE

72歳男性　突然の腹痛→失神で救急搬送

　自宅で突然、激しい腹痛を訴え、次第に腰背部にも痛みが広がった。冷や汗をかき、顔面は蒼白になった。家族が119番通報し、救急車の到着を待っている間に意識を失って倒れてしまった。既往歴には、高血圧、脂質異常症、糖尿病、腹部大動脈瘤がある。

　救急隊到着時の状況は以下のとおりであった。

意識レベルJCS Ⅱ-1、血圧75/45 mmHg、心拍数120回/min、呼吸数30回/min、SpO$_2$ 92％（room air下）
腹部：明らかな膨隆なし。ただし、腹部中央部からやや左側にかけて拍動性の腫瘤を触知する
皮膚：じっとり湿っており、冷たい。チアノーゼがみられる

　患者が**救急車から降りて初療室に到着するまでの間に、気道、呼吸、循環の初期評価**を行う。

　初療室に到着後、速やかにバイタルサインを測定し、1本目の末梢静脈路を確保する際に血液検体を採取する。このとき、医師は超音波機器（エコー）で腹部大動脈瘤の有無を評価する。

　続いて**2本目の末梢静脈路を確保する際に、緊急手術に備えて交差適合試験（クロスマッチ）用**

Emer-Log 2025年 春季増刊　141

6
腹部大動脈瘤破裂

の血液検体を採取する。

　超音波検査で**腹部大動脈瘤があるとわかったら、救急医やほかの救急外来のスタッフと手分けして、血管外科医、手術室（麻酔科医と看護師）、放射線部門（医師と技師）、臨床検査部門、輸血部門に「腹部大動脈瘤破裂によるショック患者がいること」を共有**する。

　患者の**状態が安定していれば、造影 CT 検査に進む。不安定であれば、CT 検査は見合わせ、手術室への速やかな移送または転院搬送の準備**（移動用のモニター、酸素ボンベ、気道管理器具、動線確保など）を行う。

　救急外来での滞在時間は、30〜60 分以内に収めることが理想である。

［引用・参考文献］

1）　Kent, KC. Clinical practice. Abdominal aortic aneurysms. N Engl J Med. 371 (22) , 2014, 2101-8.
2）　Fernando, SM. et al. Accuracy of presenting symptoms, physical examination, and imaging for diagnosis of ruptured abdominal aortic aneurysm: Systematic review and meta-analysis. Acad Emerg Med. 29 (4) , 2022, 486–96.
3）　桐生健太郎ほか. 破裂性大動脈瘤の診断ポイントと重症度の見極め. Heart View. 27 (13) , 2023, 1121-6.
4）　日本循環器学会 / 日本心臓血管外科学会 / 日本胸部外科学会 / 日本血管外科学会. 2020 年改訂版 大動脈瘤・大動脈解離診療ガイドライン. https://www.j-circ.or.jp/cms/wp-content/uploads/2020/07/JCS2020_Ogino.pdf （accessed 2025-01-17）
5）　東隆. 大動脈解離・大動脈瘤. 臨床雑誌内科. 115 (6) , 2015, 1097-9.
6）　Lee, CW. et al. General considerations of ruptured abdominal aortic aneurysm: ruptured abdominal aortic aneurysm. Korean J Thorac Cardiovasc Surg. 48 (1) , 2015, 1-6.
7）　Reimerink, JJ. et al. Systematic review and meta-analysis of population-based mortality from ruptured abdominal aortic aneurysm. Br J Surg. 100 (11) , 2013, 1405-13.

（川口剛史）

4章　腹痛

7 腸間膜動脈閉塞症

疾患を疑うポイントをチェック！

　本疾患に特徴的な主訴はなく、むしろ、発症様式や症状発症からの経過といった時間経過で疑うことが重要である。

☑腹痛

　本疾患で最多の症状だが、ほかの疾患でも出現することから単独では診断に至りにくい。典型的には「特定の部位がない」「激しい痛みにもかかわらず腹部所見に乏しい」ことが本疾患を疑うポイントになる[1]。

　医療面接で頻用されるOPQRSTに沿って記載すると 表1 に示すとおりである。

表1 OPQRSTに沿った腹痛の症状

O	Onset	突然
P	Palliative & Provoke	緩解なし、持続する
Q	Quality & Quantity	激しい疼痛
R	Region	腹部／背部
S	Symptoms	悪心・嘔吐
T	Time course	突然発症し持続

☑悪心・嘔吐

　虚血に伴う腸蠕動の亢進や低下によって悪心・嘔吐を生じる。悪心は患者の72％でみられたとする報告がある。なお、**下痢は早期には少ないこともポイント**である。

☑血便

　発症から時間が経過して粘膜面の虚血が起こると血便を生じることがある。発症超早期にはみられない場合もあるので注意が必要である。

Emer-Log 2025年 春季増刊　143

✅ 腹膜刺激徴候

　反跳痛、tapping pain、筋性防御などを認めた場合は、腸管壊死に伴う腹膜炎を併発している可能性がある。そのため、腸管切除など外科的治療を含めた対応を考慮する必要がある。

疾患の機序これだけチェック！

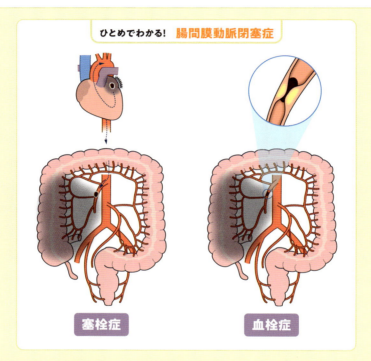

　腸間膜動脈閉塞症は、腸管を栄養する血管が閉塞することで腸管虚血に至る疾患である。閉塞の原因としては、心房細動に起因する心内血栓から閉塞を生じる「塞栓症」が全体の50％を占め、35％は動脈硬化症を背景とした「血栓症」である。また腸間膜動脈解離によって血栓や閉塞を生じることもある[1]。

　血流が低下した腸管は時間経過とともに不可逆的な壊死をきたし、塞栓に伴う腹痛から粘膜壊死による血便が現れ、さらに虚血が進行すると腹膜炎、敗血症を併発しうる。

初期対応時の動き方をチェック！

検査

✅ 12 誘導心電図検査

腸間膜動脈閉塞症では心内血栓から閉塞を生じることが最も多いとされているため、12 誘導心電図検査は早期に行う必要がある。

✅ 血液検査

血算、生化学検査、血液凝固系（特に D-dimer）の採血、さらには緊急手術となる可能性を想起し、交差適合試験（クロスマッチ）を行う必要がある。なお、腸間膜動脈閉塞症では発症初期の場合、約半数で乳酸値が基準値であったという報告があるため、乳酸値で腸間膜動脈閉塞症の除外はできないことに注意が必要である[2]。

✅ 造影 CT 検査

腸間膜動脈閉塞症を確定診断するためには、造影 CT 検査を行って腸間膜動脈血流の評価、小腸および結腸の造影不良域（虚血）の確認をする必要がある。また、当院では造影 CT 検査の前には、検査結果を待たず、i-STAT® カートリッジクレアチニンを用いてクレアチニン値を測定し、腎機能の評価を行っている。

救急ナースはこう動く！

→ 腸間膜動脈閉塞症は緊急性が高く、迅速に対応しなければならない。そのため、チームダイナミクスを意識して**事前に役割分担（心電図、点滴確保、放射線科への連絡など）を行い、迅速に検査が進められるようにする。**

初療

初期対応として医師が行う処置は、患者の状態によって大きく変化する。まずは ABCDE アプローチと問診を活用して患者の全身状態を判断する。全身状態が安定している場合は、アセトアミノフェンなどを投与して早期に疼痛コントロールを行いながら検査する[2]。

一方、全身状態が不安定な場合は、腸管壊死に伴って血液分布異常性ショックを発症している可能性がある。適切な輸液管理はもちろんのこと、中心静脈カテーテル確保、昇圧薬（ノルアドレナリン〔ノルアドリナリン®〕）投与、動脈ライン確保などの全身管理を行いながら検査を進め、外科的手術や IVR などの治療方針を決定する。

救急ナースはこう動く！

→ 腸間膜動脈閉塞症に特異的な所見ではないが、「**突然発症**」というキーワードから「**緊急性が高い疾患かもしれない！**」と意識することが重要である。

→ 突然発症の場合は「詰まる、裂ける、捻じれる、破れる」といった疾患の可能性が高く、緊急性の高い症例が多い。対応に必要な戦力をかき集め、迅速に全身管理、検査、治療を行う。

ミニ症例で実際の動き方をチェック！

CASE

65 歳男性　夕食後、突然の激しい腹痛で救急搬送

○ 病歴

19 時に夕食を食べ終わりテレビを見ていたところ、突然の激しい腹痛を自覚。1 時間たっても改善しないため救急車を要請した。

○ 第一印象

気道、呼吸、循環は安定していて意識も清明であったが、腹部全体に強い疼痛を訴えていた。

まずは、**第一印象と病歴から緊急性が高いと判断できることが重要**で、この認識をメンバーと共有することで迅速な対応を促すことができる。直ちに**モニタリングを開始**し、バイタルサインの測定と同時に心房細動の有無を確認する。

さらに、いわゆる SAMPLE history（主訴、既往歴・薬剤歴、アレルギーなど）に加えて、排便状況や悪心の有無などの随伴症状を確認しつつ、喫煙歴などの動脈硬化リスクを確認することで、塞栓症や血栓症を想起できる。

突然発症の強い腹痛であれば、確実な鑑別のためにも造影 CT 検査が必要と予想されるので 20G 以上でルート確保を行う。同時に**血液検査を行うが**、オーダーが血算や生化学検査だけであったとしても、凝固系（特に D-dimer は感度ほぼ 100% とされている [3]）やクロスマッチを含む輸血関連のスピッツも併せて採っておくと、その後の早期介入や診断に結びつく可能性がある。

もし、**病歴聴取から腸間膜動脈閉塞症が浮かんでいるのに、造影 CT 撮像後に若手医師や研修医が大動脈疾患や絞扼性腸閉塞などではないことにとまどって悩んでいたら、「上腸間膜動脈や腎動脈はどうでしたか？」と声をかけてみてもいい**だろう。

　診断がついたら血栓溶解療法や血栓回収術、場合によっては外科的治療と急にペースアップすることになる。**担当医と十分に情報を共有し、IVR チームへの連絡か、手術チームへの連絡か、治療の順序はどうなるのか、入院は集中治療室かといった情報を整理**していく。

　また、看護師にはぜひ**疼痛の評価や患者・家族のケアも気にかけてほしい。**投与した鎮痛薬で十分に患者の苦痛は取れているか、家族に声かけしないまま長時間が経過して患者も家族も不安になっていないかなど、**看護師の視点から全人的苦痛に寄り添った対応**を心がけてもらえると嬉しい。

　本症例の患者には未指摘の心房細動があることが判明し、造影 CT で上腸間膜動脈塞栓症と診断された。緊急 IVR による血栓回収を施行し、腸管血流再開通後に ICU 入室。その後、合併症なく自宅退院した。

［引用・参考文献］
1）　Clair, DG. et al. Mesenteric Ischemia. N Engl J Med. 374 (10) , 2016, 959-68.
2）　急性腹症診療ガイドライン出版委員会編. 急性腹症ガイドライン 2015. 東京, 医学書院, 2015, 188p.
3）　大木隆生ほか. ヨーロッパ血管外科学会・腸間膜動静脈疾患ガイドライン要旨日本語訳版. 日本血管外科学会雑誌. 29 （5）, 2020, 303-18.

（川内健太郎・小林謙太・松田律史）

8 原因のはっきりしない腹痛の鑑別
～原因不明で自然とよくなる腹痛の自然史や
ACNES、血管性浮腫など～

原因のはっきりしない腹痛

腹痛を訴える患者を前にしたら、原因としてどこの疾患を思い浮かべるだろう？ よほどひねくれていなければ、まずは腸管を考えるであろう。腸管じゃなければ肝臓や胆嚢などの腸管以外の腹腔内臓器の異常を考えるだろうか。超音波検査や腹部 CT で器質的変化が見つからなかったときには、「原因のはっきりしない腹痛」として、頭を悩ませることになる。なると書いたが、きちんと学べばそのような状況に陥ることは少なくなる。

というわけで、本項では腹痛への一般的なアプローチをまとめ、さらに適切な思考プロセスをたどったとしても見落とされがちな疾患を共有することとする。

救急外来での腹痛への アプローチ

● まずは緊急性が高いものを鑑別

救急外来では、迅速に患者の病態を把握し、緊急性が高い場合には即時介入し、生命予後を左右するような疾患の除外をしつつ、さらにはその場で行わねばならない処置を的確に行う必

要がある[1]。百戦錬磨の救急医は、救急外来で腹痛の患者を前にしたときに「急性胃腸炎かなぁ」などとは考えない。特に、バイタルサインに異常がある場合や身動きが取れないほどの腹痛を抱えている場合には、緊急性の高い疾患をまずは思い浮かべ、その鑑別に当たる。

● 外因性→産婦人科→そのほかの 腹痛の原因を想起

バイタルサインが落ち着いており、緊急性が高い疾患ではなさそうであれば、病歴や身体所見、疼痛部位を参考にしながら網羅的に考える。しかし、内科疾患を考える前に、まずは外傷、中毒、異物について考慮すべきである。腹部に衝撃が加わっていないか、化学物質に曝露されていないか、異物の誤飲や挿入がないかは考えておきたい。そして次に産婦人科疾患を考慮する。異所性妊娠のほかに、感染症や卵巣捻転、卵巣出血などは念頭に置く必要がある。

ここから先は、幅広い内科疾患からの鑑別となる。この際、ある程度臓器系統的に分類して器質的変化を探すことが推奨される[1]。腹痛では腹腔内や後腹膜臓器に着目されがちだが、横隔膜近くの胸膜炎が腹痛の原因になることもあるので注意が必要となる。腹痛の原因検索の過

程では、一般的に腹部超音波検査、腹部 CT などが行われる。上腸間膜動脈（SMA）解離や臓器の梗塞など、血管病変は造影 CT でなければ見つけにくいので、**発症様式が突然発症である場合には必ず造影 CT 撮像を検討したい**ところである。また、糖尿病性ケトアシドーシスで腹痛を訴えることがあるので、内分泌系も視野に入れなくてはならない。血液ガスに助けられることはよくある。

● **原因のはっきりしない腹痛**

ここまでやっても原因が特定できない場合は、消化性潰瘍など、内視鏡検査で診断しなくてはならないものが考えられる。そして、内視鏡を行って異常がなかったとき、「原因のはっきりしない腹痛」というカテゴリーに行き着く 図1 。

各種検査で異常が指摘できなかった場合に着目したいのが、腹壁の神経痛である。帯状疱疹は初期に発疹が目立たないこともあるので見落としたくない。また近年は前皮神経絞扼症候群（anterior cutaneous nerve entrapment syndrome；ACNES）に注目が集まっている。繰り返し腹痛を起こしている、ほかの原因が指摘できないといった場合には念頭に置く必要がある。

原因がはっきりしない繰り返す腹痛を起こす疾患

患者の中には、同じような腹痛を繰り返し、診断がつかないまま何度も救急外来を受診する方がいる。このような患者は、何度も「胃腸炎の初期ではないか」などと言われ、腹痛のたびに悩んでいる。そして数日で腹痛が勝手に改善するので、「そういう体質だ」などと変な割り切りというか、諦めの境地に立たされることも珍しくない。診断がつくものは、適切に診断して治療に結びつけたいものである。というわけ

バイタルサインの評価（気道、呼吸、循環、意識、いわゆる ABCD の評価を行う）

↓

● **超緊急疾患の除外**
　急性心筋梗塞、腹部大動脈瘤破裂、肺動脈塞栓症、大動脈解離
● **緊急疾患の鑑別**
　肝がん破裂、異所性妊娠、腸管虚血、内臓動脈瘤破裂、胆管炎や汎発性腹膜炎での敗血症性ショック

● **病歴や身体所見、疼痛部位から器質的変化を探す**
　→腹部超音波検査、腹部 CT、内視鏡検査、血液検査施行
・外傷、中毒、異物
・産婦人科疾患（感染症や卵巣捻転、卵巣出血）
・臓器系統ごとにアプローチ
　消化器系（消化管、腸間膜、肝胆膵）、腎・副腎、泌尿器系（尿管、膀胱）
　血管系（大動脈と分枝、静脈系、門脈）、その他（腹壁、筋、脾臓、精巣）
　呼吸器系、内分泌系

それでも原因がわからない → **原因のはっきりしない腹痛**

図1　原因のはっきりしない腹痛の判断

で、原因のはっきりしない繰り返す腹痛の代表格として、ACNESと遺伝性血管性浮腫（hereditary angioedema；HAE）について少し詳細に解説する。

● ACNES

歴史は古く、1926年にCarnettらによって、検査で異常を示さない腹壁の神経痛として報告された[2]。脊髄から出た神経が腹壁に沿って背側から腹側に回り込み、前皮枝となり腹直筋を貫いており、この部分が絞扼されて神経痛を発症する。急性発症となるが、腹痛を繰り返し、慢性化することもある。女性に多く、小児から高齢者まで幅広く認められ、外科手術、外傷、運動、妊娠などで腹直筋に負荷がかかることが原因と考えられているが、誘因が特定できないことも多い[3]。

診断のためにはCarnett徴候の有無を調べる。指で深く触診して腹痛が最大となる部位を特定し、患者に腹筋を緊張させ、指先を離してから再度深く触診する。両方で痛みがある場合には陽性と判断し、疼痛の原因が腹壁にあるものと考える[4]。器質的変化がはっきりしなければACNESを考えてみよう。治療は局所麻酔薬による腹直筋鞘ブロックか皮下注射を行う[5]。難治例では神経切除術も行われるが、一回の注射で症状が改善することもあるので、見逃さないよう常に念頭に置くべきである。

● HAE

血管性浮腫は組織の深部に起こる浮腫で、局所的な血管透過性亢進が原因となる[6]。蕁麻疹と異なり境界は不明瞭で痒みを伴わない。どこの上皮組織にも生じ、消化管で浮腫が起こると強い腹痛を呈する。超音波検査や腹部CTで腸管の浮腫が指摘できることもあるが、アナフィラキシーと異なり、アドレナリンや抗アレルギー薬が効かない。原因不明の家族性の浮腫、腹痛があれば、HAEを疑う。

こちらも歴史は古く、1888年にWilliam Oslerが5世代以上にわたり浮腫に悩まされる症例を報告している[7]。1963年に、補体を制御するC1エステラーゼインヒビター（C1-INH）が原因物質として報告され、HAEはC1-INHの欠損または機能障害により家族性の血管性浮腫を呈する疾患と考えられてきた[8]。そして近年はそのほかの原因遺伝子変異が続々と報告され、C1-INH以外の因子もHAE発症にかかわることが明らかとなっている[6]。現在は、C1-INHの欠乏が起こるHAE1型、C1-INHの活性低下のみ起こるHAE2型、C1-INHが正常にもかかわらず家族性に浮腫を起こすHAE-nCI（HAE3型）に分類されている[6]。とにかく家族歴の聴取が重要である。また**C1-INH活性は血液検査で調べられるので、疑われる場合には積極的に検査しよう**。場合によっては遺伝子検査も視野に入れる。

なお、C1-INH補充療法や、浮腫の原因物質であるブラジキニンの働きを抑制する治療など、近年では発作時の治療だけでなく、発作予防も可能になっている[6]。希少疾患ではあるが、覚えておいていただければ幸いである。

［引用・参考文献］

1) 急性腹症診療ガイドライン出版委員会編. 急性腹症診療ガイドライン2015. 東京, 医学書院, 2015, 188p.

2) Carnett, JB. et al. The Treatment of Intercostal Neuralgia of the Abdominal Wall. Ann Surg. 98 (5) , 1933, 820-9.

3) Mol, FMU. et al. Characteristics of 1116 Consecutive Patients Diagnosed With Anterior Cutaneous Nerve Entrapment Syndrome (ACNES) . Ann Surg. 273 (2) , 2021, 373-8.

4) Tanizaki, R. et al. Anterior cutaneous nerve entrapment syndrome with pain present only during Carnett's sign testing: a case report. BMC Res Notes. 10 (1) , 2017, 503.

5) Boelens, OB. et al. Management of anterior cutaneous nerve entrapment syndrome in a cohort of 139 patients. Ann Surg. 254 (6) , 2011, 1054-8.

6) Maurer, M. et al. The international WAO/EAACI guideline for the management of hereditary angioedema-The 2021 revision and update. Allergy. 77 (7) , 2022, 1961-90.

7) Osler, W. Hereditary angioneurotic edema. Am J Med Sci. 95 (7) , 1888, 362-7.

8) Donaldson, VH. et al. A biochemical abnormality in herediatry angioneurotic edema: absence of serum inhibitor of C'1-esterase. Am J Med. 35, 1963, 37-44.

（薬師寺泰匡）

緊急性をスピードチェック！ 季節でよく出合うマイナーエマージェンシー

一酸化炭素中毒

よく出合う季節 冬

⚠ こんなときはすぐに報告・対応

- ☑ 症状は非特異的なので、中毒を疑わなければ気づけない 表1 [1,2]。
- ☑ 症状があって、一酸化炭素（CO）に曝露される状況（火災、屋内での火気使用、車の排気ガス吸入など）があったのであれば、すぐに報告する。
- ☑ COヘモグロビン測定可能な血液ガス分析器で迅速に診断できるので準備する（静脈血でもOK）。
- ☑ 酸素が解毒薬なのでリザーバー付き酸素マスクなどを準備する（近年は非侵襲的陽圧換気〔NPPV〕や高流量鼻カニュラ〔HFNC〕を使うこともある。重症例では高気圧酸素療法も検討される）。

⚠ こんなときはしばらく観察

- ☑ COに曝露された疑いはあるが症状がなければ、緊急度は低い可能性が高い。
- ☑ 妊婦の場合、母体は軽症でも胎児は重症の可能性があるので要注意。
- ☑ 高齢者では自覚症状が乏しいことがあるので要注意。

表1 一酸化炭素中毒の症状（文献1、2より作成）

重症度	症状
軽症	頭痛、悪心、めまい
中等症	軽度意識障害、視力低下、動悸、呼吸困難
重症	胸痛、重度意識障害、痙攣、心肺停止

[引用・参考文献]
1) Nañagas, KA. et al. Carbon monoxide toxicity. Emerg Med Clin North Am. 40 (2), 2022, 283–312.
2) Savioli, G. et al. Carbon monoxide poisoning: from occupational health to emergency medicine. J Clin Med. 13 (9), 2024, 2466.

（入江 仁）

5章

めまい

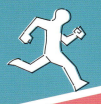

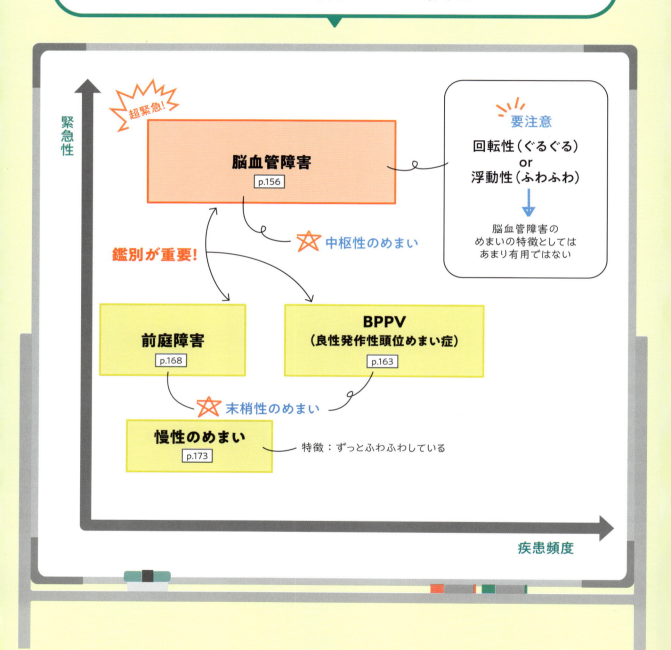

最も見逃してはいけないのは脳血管障害

　めまいは、受診時の症状が強いと診察もままならないこと、致死的疾患が隠れていること、血液検査のようにわかりやすく数値化される指標がないことなどから、苦手意識を持たれやすいです。

☑ 脳血管障害

　最も見逃してはいけない脳血管障害によるめまいには、どのような特徴があるのでしょうか。よくあげられる「回転性（ぐるぐる）」か「浮動性（ふわふわ）」といった特徴は、あまり有用ではないことが知られています。

☑ BPPV、前庭障害

　「脳血管障害を適切に除外する」という目的においては、最も頻度の高い良性発作性頭位めまい症（BPPV）を正確に診断することが非常に重要です。BPPVと診断できれば、中枢性のめまいではないと判断できるためです。また、めまい診療において非常に重要な前庭障害をどのように評価するのかについても学びましょう。

☑ 慢性のめまい

　救急外来には、慢性のめまい（ずっとふわふわしている）を訴えて来院する患者も時々みられます。明らかに中枢性ではなさそうだけれど、原因不明で帰宅としていないでしょうか。そうした患者にはどのようなアプローチができるのでしょうか。

　　　　　　　　　　　　　　　　　　　　　　　　　　　　　　　　　　（舩越 拓）

1 脳梗塞

疾患を疑うポイントをチェック！

☑ 顔面左右差、麻痺、構音障害、発症時間

　脳梗塞を疑うスクリーニングツールとしては、救急隊が現場で用いるシンシナティ病院前脳卒中スケール（Cincinnati Prehospital Stroke Scale；CPSS）[1]やFAST（Face、Arm、Speech、Time）表1 [2]が役に立つ。

　評価項目は両者とも同じで、顔の動きの左右差、上肢Barre徴候、発語が明瞭かを評価する 図1 。これら3つの徴候のうち、1つでも陽性であれば脳梗塞の可能性は72％となる。

表1　FASTの評価項目（文献2より作成）

Face	顔面麻痺	歯や笑顔を見せてもらう
Arm	上肢Barre徴候	両上肢を前に伸ばして手のひらを天井に向けて地面に水平に保ち、閉眼してもらって一側の上肢が回内・下垂するか
Speech	会話の障害	スムーズさ、言葉の正確さ、会話可能か
Time	発症時刻	症状がいつ発症したか

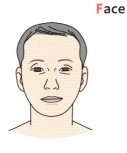
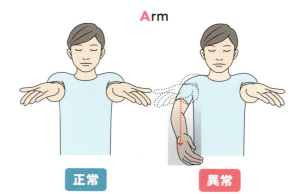

図1　顔面と上肢の評価

☑ 感覚障害

めまいに感覚障害が伴っている場合は、橋・延髄レベルの脳幹の梗塞を疑う。脳梗塞の部位によって、顔面と体幹部の感覚障害が同側に出ることもあれば、反対側に出現する場合もある。

☑ 安静時も持続する眼振

横になって頭を動かさずに安静にしていても眼振が継続している場合は、中枢性めまいの可能性を考える。特に、上下方向の垂直性眼振や注視方向性眼振は中枢性を強く疑う所見である[3]。

☑ 繰り返す激しい嘔吐

小脳梗塞ではめまいと悪心・嘔吐が出現することが多く、明らかな四肢麻痺がなくても激しい嘔吐が続いている場合には小脳の病変の可能性がある。

☑ 危険因子とされる既往歴や喫煙歴

高血圧、糖尿病、脂質異常症、心房細動などの既往歴や喫煙歴は脳梗塞の危険因子とされている[4]。健診を受けておらず健康管理がなされていない場合には、これらの既往を患者自身が認識できていない可能性もあるため、健診歴の有無も重要な情報である。

疾患の機序 これだけチェック！

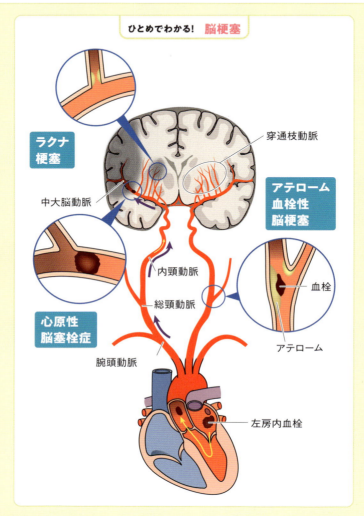

ひとめでわかる！ 脳梗塞

- **心原性脳塞栓症**

　心房細動によって左房内にできた血栓が流れ出て脳血管で詰まることで生じる脳梗塞である。内頸動脈や中大脳動脈で閉塞することが多い。

- **アテローム血栓性脳梗塞**

　頸動脈や中大脳動脈、椎骨・脳底動脈など太い血管に動脈硬化が起こり、そこに血栓が生じることで閉塞する。また、剥がれた血栓がより末梢の血管で詰まる場合もある。

> **◦ ラクナ梗塞**
> 脳の深部の細い血管が詰まることで起こる。症状は緩徐に進行するが、梗塞巣が微小であれば無症状のこともありうる。高血圧が最大の危険因子である。

初期対応時の動き方をチェック！

検査

☑ 血圧の左右差

脳梗塞の原因が、実は急性大動脈解離だったということがあるため、左右の上肢で血圧測定を行う。

☑ 血糖値

低血糖は脳梗塞症状を呈することがあるため、採血時に速やかに血糖値をチェックする。

☑ 超音波検査

大動脈解離の検索で使用する。心嚢液の有無や上行大動脈の拡大、頸動脈に解離を疑う所見がないか確認する。

☑ NIHSS

チェックリストを用いて脳梗塞の重症度を評価する。NIHSS（National Institutes of Health Stroke Scale）は0〜42点で評価し、点数が高いほど重症である。

☑ 心電図検査

不整脈の有無を確認する。心房細動があれば心原性脳塞栓症の可能性が高まる。

☑ 頭部単純 CT 検査

　主に脳出血の有無を確認する。脳梗塞は発症早期であればCTに変化が現れないため、異常がなかったとしても脳梗塞を除外することはできない。

☑ 頭部単純 MRI・MRA 検査

　頭部CTで出血がなければ頭部単純MRIで梗塞病変の有無を確認し、MRAで血管の途絶や狭窄の有無を確認する。

　注意すべき点は、めまいを引き起こすような椎骨・脳底動脈領域の脳梗塞では、発症から24時間経過していても偽陰性となることがあるため[5]、MRI検査の所見が正常であっても脳梗塞を安易に除外するのは危険である。

救急ナースはこう動く！

→ モニタリングを開始し、血圧の左右差を含めたバイタルサインを確認する。

→ 大動脈解離の検索のため、超音波検査の準備も行う。

→ 瞳孔所見、麻痺の有無を確認し、速やかに健側に静脈路を確保する。同時に採血も行う。低血糖があれば速やかにブドウ糖を補充し、15～30分後に再検査する。

→ 心電図検査を行い速やかに画像検査に行く準備を行うが、常に症状の変化に気を配る。急性期脳梗塞が疑われる場合は、事前にCT検査室に連絡しスムーズに検査が施行できるようにCT検査室を確保しておく。MRI施行前にはペースメーカーや体内金属の有無、身につけているものを確認し、湿布薬や貴金属類、入れ歯などがあればすべて外しておく。

初療

☑ 抗めまい薬・制吐薬投与

　めまい、悪心・嘔吐に対しては迅速に症状緩和を行う。めまいに対してはヒスタミン H_1 受容体拮抗薬（ヒドロキシジン〔アタラックス®-P〕）、嘔吐に対してはメトクロプラミド（プリンペラン®）を使用することが多い。

☑ 血圧管理

　発症24時間以内の脳梗塞患者では、収縮期血圧220mmHg以上であれば降圧を開始することが

推奨されており、rt-PA 適応であれば収縮期血圧 185mmHg 以下、拡張期血圧 110mmHg 以下にコントロールする[4]。カルシウムチャネル拮抗薬のニカルジピン（ペルジピン®）を使用することが多い。

☑ 血栓溶解療法

発症から 4.5 時間以内であれば血栓溶解療法の適応があり、禁忌がなければ rt-PA の投与が考慮される。体重によって薬剤の投与量が決まるため体重測定を行う。

☑ 血栓回収療法

発症から 24 時間以内であれば、カテーテルなどを用いて閉塞した脳動脈内の血栓除去術が適応になる場合があるため、カテーテル室の使用状況を確認する。発症から 4.5 時間以内であれば rt-PA 投与後に続けて行われることもある。

救急ナースはこう動く！

→ めまいや悪心の症状がないか確認する。症状があれば担当医に報告し、速やかに末梢ラインを確保し薬剤投与できる準備を行う。

→ 血圧高値であれば降圧薬の持続投与を行うため、2 つ目の末梢ラインを確保しシリンジポンプを準備する。

→ バイタルサインを頻回に確認し、適切な血圧管理を行う。

→ 検査の結果、血栓溶解療法の適応がある場合には、rt-PA の投与量決定のために人手を集めて速やかに体重測定を行う。

ミニ症例で実際の動き方をチェック！

CASE

70 代女性　話し方がおかしいことに家族が気づいて救急外来を受診

起床後から体が傾き歩行がおぼつかなく、浮動性のめまいを自覚していた。話し方がおかしいことを家族に指摘され、家族に連れられて救急外来を受診した。

トリアージで患者に接触した時点で、左顔面の下垂と構音障害があり、上肢 Barre 徴候を確認す

ると左上肢に回内・下垂を認めた。**急性期脳梗塞の可能性があることを医師に報告**し、**患者を処置室のベッドに移動させモニタリングを開始**し、**ベッドサイドにポータブル超音波と、NIHSSのチェックリストを準備**した。

　バイタルサインは、意識レベル清明、血圧160/80mmHg・**血圧の左右差**はなし、心拍数80回/min・不整、呼吸数24回/min、SpO₂99%（room air下）、体温36.5℃であった。瞳孔4×4mm・対光反射あり、眼振は認めなかった。

　医師が診察している間に**健側の右上肢に末梢ラインを2ライン確保し、血液検査を提出**した。**簡易血糖測定**では120mg/dLで低血糖はなかった。**心電図を施行**し心房細動を認めた。超音波検査で大動脈および頸動脈解離の有無を検索している間に**CT検査室に連絡**し、**静脈ルートやモニターのコード類などを整理し速やかに移動するための準備**をした。症状の変化に注意しながらCT撮像し、頭蓋内出血を認めなかったため、続いてMRI検査を行った。

　禁忌項目がないかチェックリストを用いて評価し、**rt-PA投与の可能性があるためスケールベッドで体重測定**も行った。MRIの結果、発症4.5時間以内の心原性脳塞栓症の診断となった。血栓溶解療法および血栓回収療法を行う方針となり、**速やかにrt-PAの準備**と**カテーテル室への連絡**を行った。

[引用・参考文献]

1) ACLS Training Center. ACLS suspected stroke algorithm: Managing acute ischemic stroke. https://www.acls.net/acls-suspected-stroke-algorithm（accessed 2025-01-20）
2) Harbison, J. et al. Diagnostic accuracy of stroke referrals from primary care, emergency room physicians, and ambulance staff using the face arm speech test. Stroke. 34 (1) , 2003, 71-6.
3) 小川恭生. 中枢性障害について. Equilibrium Res. 82 (2) , 2023, 114-9.
4) 日本脳卒中学会 脳卒中ガイドライン委員会編. 脳卒中治療ガイドライン2021〔改訂2023〕. https://www.jsts.gr.jp/img/guideline2021_kaitei2023.pdf（accessed 2025-01-20）
5) 浦口健介ほか. 初回MRIで偽陰性だった脳幹・小脳梗塞症例の検討. 日本耳鼻咽喉科学会会報. 119 (10) , 2016, 1290-9.

（北井勇也）

2 良性発作性頭位めまい症（BPPV）

疾患を疑うポイントをチェック！

☑ めまい

　良性発作性頭位めまい症（benign paroxysmal positional vertigo；BPPV）の主訴はなんといってもめまいである。起床時に発症することが多いが、いつでも発症しうる。**耳石が動くことで生じるため、安静時には症状が落ち着いていることが**特徴である。病名の如く、頭位を変換する動作で症状が生じるが、鑑別疾患を意識すると 表1 の4点に着目するとよい。

表1　BPPVの特徴

| ① 持続時間 |
| ② 潜時 |
| ③ 眼振 |
| ④ 反復性 |

● **①持続時間**

　めまいをきたす疾患とその持続時間は 表2 に示すとおりである。救急現場で頻度が高い疾患としては、BPPVのほかに起立性低血圧や前庭神経炎があげられる。また、鑑別が必須な疾患は、脳梗塞に代表される中枢性めまいである。持続時間に着目すると、前庭神経炎や中枢性めまいとの鑑別が可能である。さらに、起立性低血圧との鑑別では、臥位から坐位、坐位から立位へと体位変換時に症状が生じる場合、起立性低血圧が疑われる。一方、寝返りのみで発症する場合はBPPVが示唆される。

　時々、BPPVにもかかわらず「めまいが続いています」や「めまいが治りません」と訴える患者がいる。BPPVは頭位を動かすたびに症状が再燃するため、一度治まっても再度生じ、その結果、

表2　めまいの持続時間

持続時間	考えられる疾患
数秒〜1分以内	**BPPV**、起立性低血圧
数分〜数時間	椎骨脳底動脈循環不全、一過性脳虚血発作（TIA）
20分以上〜数時間	メニエール病、片頭痛
数日間	前庭神経炎、蝸牛炎
持続	中枢神経系、薬物、毒物、代謝障害、精神疾患

患者はめまいが持続しているかのような印象をもつのである。そのため、**1回1回のめまいの持続時間に着目し、真の持続時間を見抜くこと**が重要である。

●②潜時

頭位変換後、若干のタイムラグを経て耳石が動き出すことでめまいが生じる。この現象を問診のみで確認することは難しいため、後述する耳石置換法を実施する際に確認することをお勧めする。

●③眼振

BPPVでは、安静時（患者が楽な姿勢）には耳石が動かないため、眼振は認められない。一方で、頭位を固定し安静にしているにもかかわらず眼振を認める場合には、その時点でBPPVは疑わしくなる。また、持続性の眼振が認められる場合、患者もめまいの持続を訴えることが多く、その際には前庭神経炎や脳梗塞などの急性前庭症候群（acute vestibular syndrome；AVS）を考慮する必要がある。

※眼振を確認する際には、フレンツェル眼鏡を使用する。

●④反復性

BPPVは再発が珍しくない疾患であり、特に高血圧や糖尿病、骨粗鬆症を有する患者では再発リスクが高まる。そのため、過去にBPPVと診断された患者が以前と同様のめまいを訴える場合、BPPVの再発が示唆される。ただし、診断する際には前述したBPPVの特徴（持続時間や体位による誘発）を満たしていることが必須である。

そのほか、BPPVでは耳鳴りや難聴などの蝸牛症状は認めず、頭痛などの痛みもない。

疾患の機序 これだけチェック！

ひとめでわかる！ BPPV

前半規管　卵形嚢　球形嚢　後半規管　外側（水平）半規管

> BPPVは、耳石器（卵形嚢や球形嚢）に存在する耳石が何らかの理由で剥がれ落ち、半規管内を移動することで発症する疾患である。BPPVは後半規管型、外側（水平）半規管型、前半規管型の3つに分類されるが、最も頻度が高いのは後半規管型BPPVである。その理由としては、後半規管は最も下方に位置し、重力の影響で耳石が落ち込みやすい構造であること、外側半規管型BPPVは自然治癒率が高いこと（健側を下にした体位をとることで耳石が自然にはまり込む）などがあげられる。

初期対応時の動き方をチェック！

検査

BPPVか否かは、前述のとおり問診で見当をつけ、身体所見で裏付けをとる。具体的には、めまいの持続時間が短い（通常1分以内）ことを確認し、安静時に眼振が認められないことを確認する。BPPVらしいと判断したら、次に耳石がどの半規管に落ちたかを確認する。頻度から考えると後半規管が多いため、Dix-Hallpike Test 図1 を行うのもよいが、患者が臥位で休んでいる場合には外側半規管が確認しやすいため、Supine Head Roll Test 図2 を優先する。

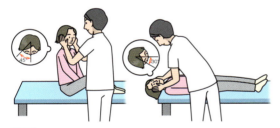

図1 Dix-Hallpike Test

図2 Supine Head Roll Test

初療

→ 後半規管型BPPVであればEpley法 図3 [1]、

→ 外側（水平）半規管型BPPVであればGufoni法を実施する。

それぞれの手法については、YouTubeで検索し、実際の手技を確認しておくことが望ましい。

Epley法を施行しても奏効しなかった経験があるかもしれない。うまくいかない理由は明確であり、代表的なものを以下に示す 表3 。意識して臨むことが重要である。

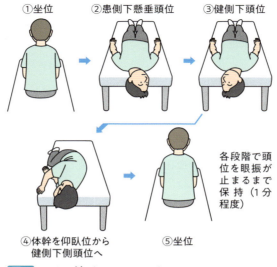

図3 Epley 法（文献1より転載）

表3 Epley 法がうまくいかない理由（文献1を参考に作成）

うまくいかない理由	対策
後半規管型 BPPV ではない	1回1回のめまいの持続時間、眼振に注目
頭を下げる角度が不十分	枕を使用しないことを推奨
それぞれの待機時間が短い	症状、眼振が消失してから数十秒は待機
説明が不十分	どのような処置なのか、何のための処置なのかを十分説明してから施行

※意義を理解し、十分な説明後に安全に行う。

● 後半規管型 BPPV ではない

1回1回のめまいの持続時間や眼振に注目し、BPPV か否かを見抜く。持続性のめまいでは AVS を考慮する必要があり、耳石置換法（Epley 法など）の適応はない。

● 頭を下げる角度が不十分

耳石がきちんと動かなければ意味がない。適切な角度で頭を下げることが重要である。

● それぞれの待機時間が短い

耳石は数 μm の大きさで複数存在する。症状や眼振が消失してから数十秒は待機することが重要である。通常1分程度で症状や眼振は消失することが多いが、その後も数十秒待機するようにしている。

● 説明が不十分

耳石置換法はどれもめまいを一時的に誘発する。そのため、なぜこの処置が必要なのか、どのようなものなのかを十分説明し、患者の理解を得たうえで施行することが重要である。筆者は事前に YouTube の動画を見せながら説明し、その後施行するようにしている。

5章　めまい

ミニ症例で実際の動き方をチェック！

CASE

62歳女性　起床時からの嘔吐を伴うめまいで救急搬送

起床時からめまいが出現し、嘔吐も伴い改善しないため救急車を要請した。来院時、左側臥位の状態で目を閉じている。意識は清明、血圧150/95mmHg、脈拍数88回/min、呼吸数16回/min、SpO_2 98%（room air下）、体温36.2℃、瞳孔および対光反射3.5mm＋/3.5mm＋。

めまいの鑑別のポイントは、持続時間と眼振である。持続時間は1回1回のめまいに着目して確認することが重要だ。

この患者は「めまいが治らない」と訴えたものの、動くと再燃することを「治らない」と表現しており、1回1回のめまいの持続時間は数十秒であった。また、安静時の眼振はフレンツェル眼鏡で確認しても認められず、蝸牛症状もない。この時点でBPPVを積極的に疑った。Supine Head Roll Testでは症状は誘発されなかったが、Dix-Hallpike Testで症状が誘発された。

十分な説明のうえEpley法を行ったところ、症状は消失し、歩行可能な状態となった。

トリアージの段階では、持続時間や眼振の有無（この場合は裸眼での確認も可）を確認し、BPPVらしさを瞬時に判断することが重要である。

BPPVは耳石置換法を施行しない限り、症状の消失には数週間かかってしまう。BPPVの機序を理解すれば、耳石置換法以外に特効薬が存在しないことは容易に想像できるはずだ。中枢性めまいを否定するためには、頻度の高いBPPVを的確に診断し、その場で治療することが最も効率的なアプローチである[2]。したがって、**積極的に耳石置換法を施行**していただきたい。

[引用・参考文献]

1) 坂本壮. 救急外来 ただいま診断中！（第2版）. 東京, 中外医学社, 2024, 626p.
2) Ohle, R. et al. Development of a Clinical Risk Score to Risk Stratify for a Serious Cause of Vertigo in Patients Presenting to the Emergency Department. Ann Emerg Med. 85 (2) ,2025, 122-31.

（坂本 壮）

3 前庭障害
～ゴミ箱診断せずに総合判断～

疾患を疑うポイントをチェック！

☑ めまいの確定診断は難しい

救急外来でのめまいは原因が多岐にわたり、また繊細な病歴や神経所見、特殊な検査が確定診断に必要なこともあり、めまいの診療は医師でもかなり難しい。救急外来に受診しためまい患者の約 1/3 が非特異的な病名や症候名で、確定診断がついていないという研究があるくらいだ[1]。確定診断がつかない急性腹症に「胃腸炎」「便秘」というゴミ箱診断をつけてはいけないように、診断がつかないめまいも「前庭神経炎」「メニエール病」という診断名を無理につけてはいけない。後から虫垂炎が診断される急性腹症があるように、後から脳梗塞と診断されるめまいがあるためだ 表1 。

表1 救急外来でのめまい：代表的な疾患

- 良位発作性頭位めまい症（BPPV）
- 片頭痛性めまい
- 前庭神経炎
- 脳梗塞
- 水痘・帯状疱疹ウイルス感染
- 椎骨脳底動脈循環不全
- メニエール病
- 脳腫瘍
- 薬剤
- 脳出血

＊ただし、確定診断できないめまいのほうが多い。

☑ めまいの性状にこだわらない

「めまいの性状を回転性、眼前暗黒感、浮動感などに分類し、診断に役立てる」という手法がかつてあったが、現在は推奨されない。これは、めまい患者にめまいの性状を二度聞くと、52％ が 1 回目と 2 回目で異なる回答を選んだという研究があるためだ[2]。一方で、めまいの持続時間や誘因に関する報告は明確で一貫性があり、信頼できる。

5章 めまい

✅ めまいの持続時間

じっとしていると、すぐにめまいが消えるのか（≒持続時間が短いのか）は「疾患のあたりをつける」うえで役立つ。この際の**注意点は、「悪心の持続時間」ではなく「めまいの持続時間」**だ 表2 。筆者は「気持ち悪い感じは残っているかもしれませんが、目に見える景色が動く感じは改善していませんか？」などと聞く。

✅ 眼振

持続時間からBPPVではなさそうな場合、本格的な鑑別が必要となり、その際に眼振が役に立つ。眼振の「向き」から病気を予想することは医師の仕事だが、眼振の「有無」については看護師もトリアージの段階で気がつき、医師に報告ができると、その後の診断がスムーズになりえる。強い眼振は簡単にわかるが、弱い眼振は患者が開眼しどこかを見ている（固視という）とわかりづらくなってしまう。そのため、めまい患者はぜひ一度閉眼させてほしい。眼瞼越しに眼球の動きが観察でき、眼振がわかることが多い[3]。

表2 めまいの持続時間

持続時間	疑われる疾患
数秒～1分以内	BPPV、前庭性発作症
数分～数時間	椎骨脳底動脈循環不全症
数10分～数時間	メニエール病、片頭痛性めまい
数日	前庭神経炎、水痘・帯状疱疹ウイルス感染、めまいを伴う突発性難聴
さまざま	中枢性、薬物／毒物、精神疾患

＊また、まれな例まで含めれば、中枢性はどんな持続時間のめまいにも紛れうることにも注意が必要である。

Emer-Log 2025年 春季増刊 169

疾患の機序これだけチェック！

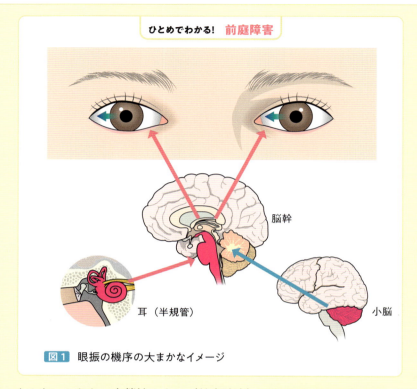

図1　眼振の機序の大まかなイメージ

　診断がつくめまいのうち、末梢性めまい（前庭障害）では、BPPVに次いで、前庭神経炎が多いとされる[1]。前庭神経炎では典型的に横向き（水平回旋性）の眼振がある。逆に、**眼振がない場合は、前庭神経炎以外を積極的に疑う必要がある**。また、**横向きの眼振があっても前庭神経炎ではなく、脳梗塞の場合もある**。これは眼振にかかわる神経回路に脳も関与するためだ。

初期対応時の動き方をチェック！

検査

☑ フレンツェル眼鏡を使った診察

　めまい単独でほかの神経学的異常がない場合、医師の多くは、詳細な神経所見の確認を画像検査

より先に行う。めまいの持続時間や体動でめまいが誘発されるかを客観的に把握すると同時に、特に眼振に注目する。眼振の詳細な評価のためにフレンツェル眼鏡を使って診療することが多い。

☑ 耳鏡を使った診察

BPPV や前庭神経炎として非典型的な場合、医師によっては耳鏡を使って耳を診察することがある。外耳道に発赤や水疱があれば、水痘・帯状疱疹ウイルス感染を強く疑うためだ。

☑ 頭部 MRI 検査

めまい以外の神経学的異常がある、60 歳以上、対症療法を行っても歩行できない状態は中枢性めまいのリスク因子である[1]。また、末梢性めまいが疑われても典型的な所見が揃いきらない場合は、中枢性めまいが紛れ込む。そのため、これらの場合は頭部 MRI で脳梗塞の有無を確認することがある。ただし、発症から 48 時間以内は頭部 MRI でも脳梗塞を約 1～2 割見落とすとされる。めまい単独の場合、頭部 CT は診断にほとんど寄与しない[4]。

> **救急ナースはこう動く！**
>
> → 歩行できない患者をベッドに寝かせ、構音障害や難聴などほかの神経所見がないか、眼振があるかを確認し、医師に報告する（めまいが主訴の場合、四肢の麻痺があることは少ない）。
> → 上記を医師に報告する時に、フレンツェル眼鏡などの器具を使うかを確認し、必要に応じて準備する（医師の好みもあるため）。
> → 医師の診察の目処が立ったところで、医師に「早期に頭部 MRI 検査を行うか」を確認し、必要時に MRI 検査が遅滞なく行えるよう準備する。

初療

☑ 抗ヒスタミン薬で対症療法

対症療法は内服薬でもよいが、嘔吐により薬がうまく吸収されない懸念がある。そのため、非経口での薬剤投与が好まれる傾向にある。薬剤としては、前庭に作用する抗ヒスタミン薬が欧米では一般的である[5]。筆者は、ヒドロキシジン（アタラックス®-P）の筋注、または、静脈ルート確保後にヒドロキシジンを生理食塩水 50mL に溶解して 15 分ほどで滴下して使用する。

> **救急ナースはこう動く！**
>
> → 嘔吐の程度を確認して医師に報告する。
> → 対症療法をどうするかを医師に確認する（医師の好みもあるため）。

ただし、高齢男性などで前立腺肥大がある場合は、尿閉になるリスクがあるので、その際には、メトクロプラミド（プリンペラン®）などの他系統の薬剤を使う。

ミニ症例で実際の動き方をチェック！

CASE

54 歳女性　前日朝からのめまいでウォークイン受診

前日の朝から、めまいが生じた。歩行が難しくなり、家族に支えられ、救急外来をウォークイン受診した。**トリアージで頭痛や首の痛み、構音障害や難聴の有無について確認**するも、いずれも患者は否定した。四肢の麻痺はないが、単独での歩行は困難であった。じっとしていてもめまいは消えることはなく、体動で悪化するようであった。閉眼しても眼振ははっきりしなかった。**患者を救急外来の診察ベッドに寝かせ、以上のことを医師に報告した。**医師からは「まずは診察するから、手が空くまで患者さんに待ってもらうように伝えて」と言われた。**フレンツェル眼鏡などの診察器具と対症療法をどうするかを併せて相談する**と、フレンツェル眼鏡と耳鏡の準備、アタラックス®-Pの筋注を指示された。

医師が診察したところ、患者本人は当初難聴を否定したが、聴力障害の可能性が疑われた。また、フレンツェル眼鏡で弱く右向きの水平回旋性眼振があった。耳鏡で左外耳道に水疱を認め、水痘・帯状疱疹ウイルス感染が疑われた。**入院の可能性が高いため、ルート確保と採血**などの指示が救急外来の医師から出た。

一通りの検査結果が揃ったところで、救急外来の医師から耳鼻科医にコンサルトがなされた。耳鼻科が主科での入院で、抗ウイルス薬とステロイドの治療の方針となった。

[引用・参考文献]

1) Navi, BB. et al. Rate and predictors of serious neurologic causes of dizziness in the emergency department. Mayo Clin Proc. 87 (11) , 2012, 1080.
2) Newman-Toker, DE. et al. Imprecision in patient reports of dizziness symptom quality: a cross-sectional study conducted in an acute care setting. Mayo Clin Proc. 82 (11) , 2007, 1329.
3) Umapathi, T. Uncovering the Fixation Suppression of Peripheral Nystagmus - Poor Man's Solutions. Ann Indian Acad Neurol. 25 (1) , 2022, 120.
4) Chalela, JA. et al. Magnetic resonance imaging and computed tomography in emergency assessment of patients with suspected acute stroke: a prospective comparison. Lancet. 369 (9558) , 2007, 293.
5) Hunter, BR. et al. Efficacy of Benzodiazepines or Antihistamines for Patients With Acute Vertigo: A Systematic Review and Meta-analysis. JAMA Neurol. 79 (9) , 2022, 846.

（柴﨑俊一）

慢性のめまい
~PPPDを中心に~

めまいの分類と疫学

めまいの診療では、まずその発症様式を押さえることが重要であり、前庭神経炎などの急性めまい、良性発作性頭位めまい症（benign paroxysmal positional vertigo；BPPV）のような発作性めまい、症状が3カ月以上持続する慢性めまいに分類される[1]。

慢性めまいの場合、心因性めまいや持続性知覚性姿勢誘発めまい（persistent postural perceptual dizziness；PPPD）が主に含まれる[2]。PPPDは、日本では「めまい症」に包括され、原因不明のめまいの多くを占める[3]。一方で、プライマリ・ケアおよび救急外来を受診するめまい患者（急性、慢性を問わない）の21％は心因性と報告され[4]、慢性めまいに限定した場合、心因性めまいの頻度は93％と報告されている[5]。そのため、特に慢性めまいの診療では、PPPDや心因性めまいの鑑別やマネジメントに精通することは頻度の観点からも重要である。

PPPDとは

PPPDは慢性めまいを呈する機能性疾患であるが、2017年にめまいの国際学会であるBarany Societyで新たに定義された疾患である[1]。PPPDに該当する疾患は、日本めまい平衡医学会が策定しためまいを生じる16疾患のうち、原因不明の「めまい症」に包括されている。日本の統計では、「めまい症」はめまいを訴える患者の20～25％に及ぶ[6]。PPPDの類縁疾患であり、包括している概念である恐怖性姿勢めまい症（phobic postural vertigo；PPV）は、1994年にドイツで提唱されたが、ドイツの統計ではめまいのうち2番目に多い原因疾患であり、約16％を占める[7]。

また、PPPDは総合診療外来や内科外来における慢性めまいの14％を占め、現場でのニーズが高いことからも、PPPDの診断やマネジメントに精通することは極めて重要である[3]。

PPPDの診断のポイントとは

PPPDは、**①慢性の浮遊感で、②何らかの急性めまいエピソードが先行し、③立位、体動、視覚刺激による症状の誘発ないし増悪を認めることが特徴**である[1,3]。PPPDの70％は前庭疾患などの何らかの器質疾患が先行し、30％は急性の心理ストレスによる精神疾患が先行しPPPDへ進展する 表1 [1,3]。

表1 PPPDの診断基準（文献1、3より作成）

A	浮遊感、不安定感、非回転性めまいのうち1つ以上が、3カ月以上にわたってほとんど毎日存在する。 1. 症状は長い時間持続するが、症状の強さに増悪・軽減がみられることがある。 2. 症状は1日中持続的に存在するとはかぎらない。
B	持続性の症状を引き起こす特異的な誘因はないが、以下の3つの因子で増悪する。 1. 立位姿勢。 2. 特定の方向や頭位に限らない、能動的あるいは受動的な動き。 3. 動いているもの、あるいは複雑な視覚パターンを見たとき。
C	この疾患は、めまい、浮遊感、不安定感、あるいは急性・発作性・慢性の前庭疾患、ほかの神経学的・内科的疾患、心理的ストレスによる平衡障害が先行して発症する。 1. 急性または発作性の病態が先行する場合は、その先行病態が消失するにつれて、症状は基準Aのパターンに定着する。しかし、症状は、初めは間欠的に生じ、持続性の経過へと固定していくことがある。 2. 慢性の病態が先行する場合は、症状は緩徐に進行し、悪化することがある。
D	症状は、顕著な苦痛あるいは機能障害を引き起こしている。
E	症状は、ほかの疾患や障害ではうまく説明できない。

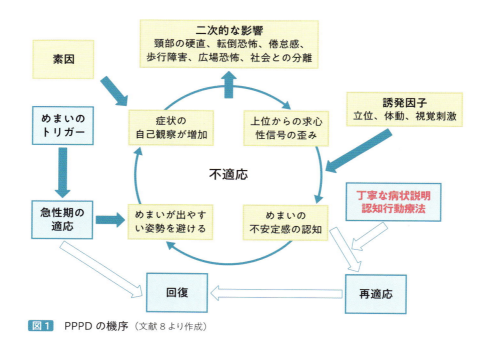

図1 PPPDの機序（文献8より作成）

PPPDはなぜ生じるのか

PPPDの機序は、急性めまいに対して生体の適応反応（例：前庭障害後に姿勢制御を視覚優位へシフトさせるなど）が生じ、当初存在した急性めまい疾患が軽快した後に、視覚刺激や体動に対する過剰適応でめまいが誘発されるためである 図1 [8]。先行する急性めまいエピソードではBPPVや前庭神経炎などが多いが、救急外来やプライマリ・ケアの現場において、たとえ予後が悪い疾患でなくとも急性疾患を適切に診断し、例えばBPPVの診断時に、適切な治療や症状説明により、視覚刺激や体動に対して過剰適応になるのを避け、PPPDへの移行を未然に

防ぐことは重要である[3]。

動いているもの、あるいは複雑な視覚パターンを見たことによる誘発は、PPPDに特徴的な症状であり、ほかの疾患との鑑別において重要であるとされている[9]。特定の方向や頭位に限らない、能動的あるいは受動的な動きによる誘発は9割以上にみられることから、PPPDをスクリーニングするために重要な問診事項となる[3]。

PPPDと心因性めまいをどのように鑑別すべきか

前述したように、慢性めまいに限定した場合、心因性めまいの頻度が高いことから[5]、PPPDと心因性めまい（例：うつ病、不安障害、身体症状症など）の鑑別をどのように行うかは重要である。The International Society for Neuro-otologyの診断基準では、①**何らかの急性めまいエピソードが先行すること**と、②**誘因が明確にあることは、PPPDと心因性めまいと**の**重要な鑑別点**である[1]。加えて、症状に瞬間的な増悪や波があることもPPPDの特徴である一方で[1]、瞬間的に増悪するめまいの持続時間が1分未満の場合69.7％、10分未満の場合93.9％がPPPDであることが知られており、瞬間的に増悪するめまいの持続時間はPPPDと心因性めまいの鑑別に有用であることを筆者らは報告している **図2** [3]。

PPPDをどのようにマネジメントすべきか

PPVでは不安症・恐怖症・抑うつなどを合併することが定義に含まれるが、PPPDでは器質的前庭疾患や精神疾患が併存することもあるが定義には含まれていない[1, 3]。PPPDは精神疾患の併存がなくても、症状によって顕著な苦痛や機能障害を引き起こすことが特徴であり[9]、不安障害や適応障害がなくても回避行動やADL制限を伴うことに留意が必要である。

PPPDの治療は、うつ病や不安障害を合併し

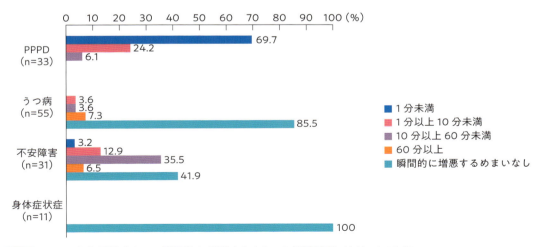

図2 PPPDと心因性めまいの瞬間的に増悪するめまいの持続時間（文献3より作成）

ない場合であっても、SSRI（選択的セロトニン再取り込み阻害薬）やSNRI（セロトニン・ノルアドレナリン再取り込み阻害薬）を用いた薬物治療[10]、認知行動療法などの精神療法が有効である[11]。PPPDは治療により改善することから、前述した診断基準 表1 に沿った丁寧な病歴聴取・病状説明が必要不可欠である[3]。

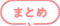

原因不明とされてきた「めまい症」の一部がPPPDや心因性めまいであると適切に鑑別ができれば、具体的な治療指針を提示することが可能となる。原因が特定できない「めまい症」の中にPPPDや心因性めまいが含まれていることを認識し、適切な診断と治療介入ができれば、慢性めまい患者のマネジメントに光明をもたらすと考えられる。

[引用・参考文献]
1) Staab, JP. et al. Diagnostic criteria for persistent postural-perceptual dizziness (PPPD): Consensus document of the committee for the Classification of Vestibular Disorders of the Bárány Society. J Vestib Res. 27 (4), 2017, 191-208.
2) Horii, A. Anxiety, depression, and persistent postural perceptual dizziness: International classification of vestibular disorders by Bárány Society. Equilibrium Res. 76 (4), 2017, 316-22.
3) Ishizuka, K. et al. The Clinical Key Features of Persistent Postural Perceptual Dizziness in the General Medicine Outpatient Setting: A Case Series Study of 33 Patients. Intern Med. 59 (22), 2020, 2857-62.
4) Kroenke, K. et al. How common are various causes of dizziness? A critical review. South Med J. 93 (2), 2000, 160-7.
5) Ruckenstein, MJ. et al. Chronic subjective dizziness. Otolaryngol Clin North Am. 42 (1), 2009, 71-7.
6) Sekine, K. et al. Incidence of vertigo and dizziness disorders at a university hospital. Nihon Jibiinkoka Gakkai Kaiho. 108 (9), 2005, 842-9.
7) Brandt, T. Springer-Verlag. London, 2001, 23-48.
8) Popkirov, S. et al. Persistent postural-perceptual dizziness (PPPD): a common, characteristic and treatable cause of chronic dizziness. Pract Neurol. 18 (1), 2018, 5-13.
9) Yagi, C. et al. A Validated Questionnaire to Assess the Severity of Persistent Postural-Perceptual Dizziness (PPPD): The Niigata PPPD Questionnaire (NPQ). Otol Neurotol. 40 (7), 2019, e747-52.
10) Trinidade, A. et al. Persistent Postural-Perceptual Dizziness-A Systematic Review of the Literature for the Balance Specialist. Otol Neurotol. 39 (10), 2018, 1291-303.
11) Popkirov, S. et al. Treatment of Persistent Postural-Perceptual Dizziness (PPPD) and Related Disorders. Curr Treat Options Neurol. 20 (12), 2018, 50.

（石塚晃介）

緊急性をスピードチェック！ 季節でよく出合うマイナーエマージェンシー

鼻出血

よく出合う季節

⚠ こんなときはすぐに報告・対応

- ☑ 多量に出血のある患者では、直ちにバイタルサインを評価し、循環不全や窒息の徴候がないかを確認する。

⚠ こんなときはしばらく観察

- ☑ 患者の不安は血圧を上昇させ、出血を助長する可能性がある[1]。
  ⇒ 患者が安心できる声かけを行う。
- ☑ 原因となる背景（血友病などの血液疾患、肝硬変などの肝疾患、抗血栓薬やNSAIDsなどの医薬品内服）の有無を確認する[2]。
- ☑ 鼻出血の80～90％はキーゼルバッハ神経叢内で発生する[3] 図1 。
- ☑ ERを受診した患者の鼻出血の80％は、用手圧迫で止血を得られる[4]。
  ⇒ 患者は前かがみの姿勢で、鼻の下の3分の1の部分を15分間継続的に圧迫する 図2 。
- ☑ 適切な圧迫後も出血が持続する場合、鼻腔後方からの出血を考慮し、焼灼やパッキングを検討する[1]。
  ⇒ パッキング手順の一例として、5～10倍に希釈したアドレナリン（ボスミン®）外用液0.1％を添加した綿球を鼻腔内に挿入する方法がある[5]。

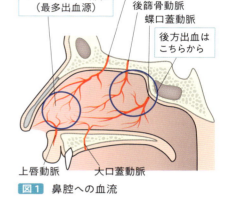

図1 鼻腔への血流

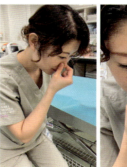 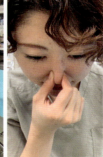

図2 用手圧迫

[引用・参考文献]
1) Viducich, RA. et al. Posterior epistaxis: clinical features and acute complications. Ann Emerg Med. 25 (5), 1995, 592-6.
2) Kucik, CJ. et al. Management of epistaxis. Am Fam Physician. 71 (2), 2005, 305-11.
3) Seikaly, H. Epistaxis. N Engl J Med. 384 (10), 2021, 944-51.
4) Tunkel, DE. et al. Clinical Practice Guideline: Nosebleed (Epistaxis) Executive Summary. Otolaryngol Head Neck Surg. 162 (1), 2020, 8-25.
5) 猿田享男ほか監修. 1252専門家による私の治療〔2021-2022年度版〕. 東京, 日本医事新報社, 2021, 1626p.

（吉岡大輔・片桐 欧）

索 引

数字・欧文

5 killer chest pain	70, 71, 98, 100, 101
ABCDEアプローチ	88, 145
Active Cooling	68
ADD-RS	81, 82
A-DROP	57
ALS	66
Alvarado Score	121, 122
ARDS	66, 131, 132
Boerhaave症候群	85
Brudzinski's sign	16
Carnett徴候	150
CO_2ナルコーシス	30, 44
COヘモグロビン	152
CPSS	156
Cullen徴候	130
Diehrの肺炎予測ツール	54
Dix-Hallpike Test	165, 167
EBD	116
EPBD	134
Epley法	165, 166, 167
ERCP	116, 117, 130, 132, 134, 135
EST	134
FAST	156
Fox徴候	130
free air	87, 111
Grey-Turner徴候	130
HFNC	44, 56, 57, 152
IABP	51
infusion reaction	19, 20
IPPV	44
IVC	50
Kernig's sign	16
LOS	48, 50
Mackler's triad	85

Murphy徴候	114, 117
NIHSS	159, 162
Nohria-Stevenson分類	49
NPPV	44, 51, 52, 56, 152
NSAIDs	25, 31, 98, 108, 110, 134, 177
OPQRST	99, 100, 143
PCI	75, 76
PEA	96
PPI	108, 133
PPV	173, 175
PTGBD	116, 117
rt-PA	161, 162
SAMPLE history	146
SNOOP4	24, 25
SNRI	176
sonographic Murphy徴候	114
SSRI	176
Stanford分類	78, 82
ST上昇型心筋梗塞	73
SUNA	31
Supine Head Roll Test	165, 167
tapping pain	144
V-A ECMO	95, 96
VINDICATE	100, 101
Wellsクライテリア	94, 96
wheeze	38, 39, 41, 48, 49

あ行

アテローム血栓性脳梗塞	158
アナフィラキシー	36, 40, 66, 103
アニサキス症	103, 136
胃潰瘍	73, 108, 110
胃酸分泌	108, 110
異所性妊娠	106, 148, 149
右心不全	49, 95
うつ病	175

か行

外傷	34, 60, 101, 149, 150
海綿状血管腫	11
解離フラップ	80
過換気症候群	66, 67
ガストリノーマ	110
下腿浮腫	47, 49, 52, 92
感覚障害	10, 11, 157
換気血流比不均等	49, 91, 93
換気障害	55
眼瞼下垂	27
眼瞼浮腫	27
肝硬変	177
肝細胞がん破裂	131
間質性肺炎	59
眼振	157, 162, 163, 164, 165, 166, 167, 169, 170, 171, 172
がん性胸膜炎	50
眼前暗黒感	168
感冒症状	40, 59
灌流障害	82
関連痛	32
気管支喘息発作	48
急性前庭症候群	164
急性僧帽弁閉鎖不全症	51
急性大動脈弁閉鎖不全	80
急性腸管虚血	131
急性腹症	119, 122, 130, 133, 168
胸腔ドレナージ	62
胸水貯留	52, 66
胸膜炎	70, 91, 101, 148
ギラン・バレー症候群	40, 66
起立性低血圧	163
筋骨格系疼痛	32
筋性防御	130, 136, 144
緊張型頭痛	8, 9
緊張性気胸	60, 70, 88, 89, 98
くも膜下出血	8, 9, 10, 11, 12, 13, 14, 15, 25, 29
クロスマッチ	111, 112, 113, 141, 145, 146
頸静脈怒張	49
血液型検査	111
血液脳関門	17
血液脳脊髄液関門	17
血液分布異常性ショック	146
結核	53, 54, 56
血管外漏出	111
血管奇形	11, 12
血管透過性亢進	150
血管内脱水	132, 134
血管迷走神経反射	62, 63, 64
血小板凝集	75
血栓溶解療法	95, 96, 147, 161
血友病	177
検査前確率	16, 93, 94
原発性自然気胸	59, 62
構音障害	31, 156, 161, 171, 172
高気圧酸素療法	152
交差適合試験	111, 141, 145
甲状腺機能亢進症	40, 66
高トリグリセリド血症	131, 132
高濃度酸素投与	30, 31, 44
項部硬直	16, 20
硬膜動静脈瘻	11
絞扼性腸閉塞	106, 107, 125, 126, 127, 129, 147
高流量酸素投与	30, 123
誤嚥性肺炎	12, 57
黒色便	109, 111, 113

さ行

再灌流療法	73, 76
再破裂予防	13
左心不全	49
三叉神経痛	33

Emer-Log 2025年 春季増刊　179

脂質異常症	52, 72, 135, 141, 157
四肢麻痺	157
視床出血	10
耳石置換法	164, 166, 167
視野障害	11
縦隔気腫	61, 87, 89
収縮期駆出性雑音	51
重症筋無力症	40, 66
重症胆石性膵炎	134
十二指腸潰瘍	108
出血性ショック	138
腫瘍浸潤	34
消化管穿孔	130, 131, 136
上肢Barre徴候	156, 161
小脳梗塞	157
小脳出血	10
静脈性血管腫	11
自律神経症状	27, 29, 31
自律神経性頭痛	28, 31
心因性疼痛	32
心因性めまい	173, 175, 176
心筋虚血	52, 73, 74, 80
心筋マーカー	74
神経学的後遺症	9, 18
心原性脳塞栓症	158, 159, 162
心室中隔穿孔	51
身体症状症	175
心タンポナーデ	40, 79, 80, 83
心囊液貯留	74, 81, 82, 83
深部静脈血栓症	92, 94
心房細動	50, 144, 146, 147, 157, 158, 159, 162
蕁麻疹	150
髄液グラム染色	21
髄液検査	18, 21, 29, 31
水痘・帯状疱疹ウイルス感染	168, 169, 171, 172
頭蓋内圧亢進	11
頭蓋内出血	10, 29

頭蓋内腫瘍	29
頭痛発作	23, 24, 25
全人的苦痛	147
穿通	109, 111
前庭神経炎	163, 168, 169, 170, 171, 173
喘鳴	40, 41, 45
前立腺肥大	172
臓器虚血	49, 80, 82
臓側胸膜	60
続発性自然気胸	59, 62

た行

体液貯留	47, 48, 49
体性痛	32, 35, 100
大腸憩室炎	121
大動脈弁逆流	81, 82
大動脈弁狭窄症	51
大動脈弁閉鎖不全	79, 80, 81, 83
たこつぼ心筋症	12
脱気療法	62, 63
単純性虫垂炎	119, 120, 124
胆石嵌頓	134
胆石症	130
窒息	177
中枢性めまい	157, 163, 167, 171
腸管壊死	144, 146
腸蠕動	133, 143
椎骨動脈解離	34, 35
低血糖	159, 160, 162
低酸素血症	44, 53, 91, 93, 95
瞳孔異常	11, 14
糖尿病	48, 72, 76, 141, 157, 164
糖尿病性ケトアシドーシス	149
特発性食道破裂	85, 89
トリプタン系の薬剤	25, 30

な行

内臓虚血	126
内臓痛	32, 100
乳頭浮腫	18, 24
認知行動療法	174, 176
脳アミロイド血管症	11
脳幹出血	10
膿胸	50
脳血管障害	24, 25, 154, 155
脳卒中	9, 24, 72
脳動静脈奇形	11
脳動脈瘤	11, 12, 15, 25

は行

肺炎球菌性髄膜炎	19, 21
肺気腫	42, 55, 59
肺虚脱	59, 61
敗血症	53, 89, 114, 116, 117, 144
敗血症性ショック	57, 114, 120, 123, 149
肺梗塞	91, 93
肺水腫	43, 49, 50, 52
肺嚢胞	60
拍動性腫瘤	138
バセドウ病	66
汎収縮期雑音	51
反跳痛	122, 136, 144
汎発性腹膜炎	119, 120, 149
非ST上昇型心筋梗塞	73
皮下気腫	61, 85
被殻出血	10
光過敏	22, 23
皮質下出血	10
微小血管	11
非穿孔性虫垂炎	120, 124
ピロリ菌	108, 110
不安障害	66, 67, 175

不安定狭心症	73
腹腔鏡下手術	124
複雑性虫垂炎	119, 120, 124
腹部救急疾患	89
腹部コンパートメント症候群	131, 132, 135
腹部膨満感	108, 109, 121
腹膜炎	109, 124, 144
腹膜刺激症状	109, 111, 123, 131
腹膜刺激徴候	133, 144
浮動性のめまい	161
プラーク	73
フレンツェル眼鏡	164, 167, 170, 171, 172
閉塞性ショック	92, 93
壁運動異常	50, 74
弁膜症	50, 74, 89
蜂窩織炎	120

ま行

末梢性めまい	170, 171
麻痺性イレウス	131, 132
メニエール病	163, 168, 169
めまい症	173, 176

や行

癒着性腸閉塞	125, 126, 127, 128, 129
腰椎穿刺	9, 18
予防的抗菌薬投与	134

ら行

ラクナ梗塞	158, 159
卵巣出血	148, 149
卵巣捻転	106, 148, 149
両側性気胸	60

資料ダウンロード方法

本書の資料は、WEBページからダウンロードすることができます。以下の手順でアクセスしてください。

■メディカID（旧メディカパスポート）未登録の場合

メディカ出版コンテンツサービスサイト「ログイン」ページにアクセスし、「初めての方」から会員登録（無料）を行った後、下記の手順にお進みください。

https://database.medica.co.jp/login/

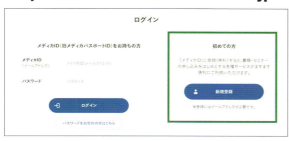

■メディカID（旧メディカパスポート）ご登録済の場合

①メディカ出版コンテンツサービスサイト「マイページ」にアクセスし、メディカIDでログイン後、下記のロック解除キーを入力し「送信」ボタンを押してください。

https://database.medica.co.jp/mypage/

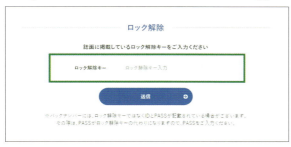

②送信すると、「ロックが解除されました」と表示が出ます。「ファイル」ボタンを押して、一覧表示へ移動してください。

③ダウンロードしたい資料のサムネイルを押すと「ダウンロード」ボタンが表示され、資料のダウンロードが可能になります。

ロック解除キー　speedmaster2550

＊WEBページのロック解除キーは本書発行日（最新のもの）より3年間有効です。有効期間終了後、本サービスは読者に通知なく休止もしくは終了する場合があります。
＊メディカID・パスワードの、第三者への譲渡、売買、承継、貸与、開示、漏洩にはご注意ください。
＊ロック解除キーの第三者への再配布、商用利用はできません。データは研修ツール（講義資料・配布資料など）としてご利用いただけます。
＊図書館での貸し出しの場合、閲覧に要するメディカID登録は、利用者個人が行ってください（貸し出し者による取得・配布は不可）。
＊雑誌や書籍、その他の媒体および学術論文に転載をご希望の場合は、当社まで別途お問い合わせください。
＊データの一部またはすべてのWebサイトへの掲載を禁止します。
＊ダウンロードした資料をもとに作成・アレンジされた個々の制作物の正確性・内容につきましては、当社は一切責任を負いません。

■ 読者のみなさまへ ■

このたびは本増刊をご購読いただき、誠にありがとうございました。編集部では今後も皆さまのお役に立てる増刊の刊行をめざしてまいります。本書に関するご感想・提案などがございましたら、当編集部（E-mail：emergency@medica.co.jp）までお寄せください。

Emer-Log 2025年 春季増刊（通巻457号）

サッと読めて パッと動ける！
救急外来・ERの重要疾患 スピードマスター

2025年4月5日発行　第1版第1刷

編　著：舩越 拓

発行人：長谷川 翔

編集担当：荒川 実・辻 友佳里・末重美貴・細川深春

編集協力：一居久美子・加藤明子

発行所：株式会社メディカ出版　〒532-8588 大阪市淀川区宮原3-4-30 ニッセイ新大阪ビル16F

電話　06-6398-5048（編集）　0120-276-115（お客様センター）

03-5776-1853（広告窓口／総広告代理店 株式会社メディカ・アド）

https://www.medica.co.jp　E-mail emergency@medica.co.jp

組　版：株式会社明昌堂

印刷製本：株式会社シナノ パブリッシング プレス

定価（本体3,200円＋税）　ISBN978-4-8404-8597-5

●無断転載を禁ず。　●乱丁・落丁がありましたら、お取り替えいたします。

Printed and bound in Japan

●本誌に掲載する著作物の複製権・翻訳権・翻案権・上映権・譲渡権・公衆送信権（送信可能化権を含む）は株式会社メディカ出版が保有します。

● JCOPY ＜（社）出版者著作権管理機構 委託出版物＞

本書の無断複写は著作権法上での例外を除き禁じられています。複写される場合は、そのつど事前に、（社）出版者著作権管理機構（電話 03-5244-5088、FAX 03-5244-5089、e-mail：info@jcopy.or.jp）の許諾を得てください。

●売上の一部は、各種団体への寄付を通じて、社会貢献活動に活用されています。